Neurodermitis – Ein Leitfaden für Ärzte und Patienten

UNI-MED

UNI-MED Verlag AG
Bremen - London - Boston

Simon, Dagmar:
Neurodermitis – Ein Leitfaden für Ärzte und Patienten/Dagmar Simon.-
4. Auflage – Bremen: UNI-MED, 2022
(UNI-MED SCIENCE)
ISBN 978-3-8374-1629-9

Printed in Europe

UNI-MED. Die beste Medizin.

In der Reihe UNI-MED SCIENCE werden aktuelle Forschungsergebnisse zur Diagnostik und Therapie wichtiger Erkrankungen "state of the art" dargestellt. Die Publikationen zeichnen sich durch höchste wissenschaftliche Kompetenz und anspruchsvolle Präsentation aus. Die Autoren sind Meinungsbildner auf ihren Fachgebieten.

Vorwort zur 4. Auflage

Die Notwendigkeit eine neue Auflage unseres Buches zu verfassen zeugt von dem Interesse und Bedarf an Informationen zum Thema Neurodermitis. Ein Vergleich der vorliegenden 4. Auflage mit jener von 2010 verdeutlicht, welche Fortschritte hinsichtlich Erforschung der Krankheitsentstehung und Entwicklung neuer Therapien gemacht wurden. Neu zugelassene Medikamente zur systemischen Therapie ergänzen und übertreffen die bisher eingesetzten Immunsuppressiva in ihrer Wirkung auf die Hautveränderungen und den Juckreiz. Trotzdem hat die Lokaltherapie weiter einen wichtigen Stellenwert zur Verbesserung der Hautbarriere und Eindämmung der Entzündung. Die Behandlung der Neurodermitis ist komplex, weswegen der Patient*innenedukation eine wichtige Rolle zukommt.

Kürzlich veröffentlichte Studien zur Lebensqualität zeigen einen deutlichen Zusammenhang zwischen deren Beeinträchtigung und der Schwere der Neurodermitis. Das erhöhte Risiko an Depressionen und Angststörungen zu leiden muss ernst genommen werden. Das bedeutet, dass psychisches Befinden und soziale Belastung in den Sprechstunden thematisiert werden sollen.

Der Praxisalltag zeigt, dass Neurodermitispatient*innen sehr aktiv nach Informationen Ausschau halten, es ihnen dann aber oft schwer fällt, die für sie relevanten heraus zu filtern. Unser Leitfaden soll den Patient*innen und ihren betreuenden Ärzt*innen dabei eine Hilfe sein. Er zeigt ausserdem auf, welche neuen Therapieentwicklungen zu erwarten sind.

Bern, im Januar 2022 *Dagmar Simon*

Autoren

Prof. Dr. Dagmar Simon
Universitätsklinik für Dermatologie
Inselspital, Universitätsspital Bern
3010 Bern
Schweiz

Dr. Benno Durrer
Psychiatrischer Dienst
Spital Emmental
3400 Burgdorf
Schweiz

Priv.-Doz. Dr. Jann Lübbe
Cabinet médical Pro Cutis
Rue de St Jean 4
1260 Nyon
Schweiz

Inhaltsverzeichnis

1. Eine Erkrankung mit vielen Namen

Welcher Krankheitsname ist der richtige? Über Jahrzehnte hat diese Hauterkrankung verschiedene Bezeichnungen erhalten, die die Sichtweisen der Kliniker und/oder Wissenschaftler widerspiegeln und damit entweder morphologische Aspekte oder das Verständnis über die Krankheitsentstehung in den Mittelpunkt rückten. Bereits in Texten von Hippokrates befinden sich Beschreibungen chronisch juckender Hautveränderungen, die einer Neurodermitis zugeordnet werden können. Der römische Kaiser Augustus soll an juckenden trockenen Hautflecken und saisonalen allergischen Atemwegsbeschwerden gelitten haben. Im Mittelalter wurden hauptsächlich Symptome beschrieben, die meist bestimmten Lokalisationen oder Altersgruppen zugeordnet wurden, was die Beschreibung einer Vielzahl von Krankheiten (Entitäten) zur Folge hatte. Pierre Rayer (1793-1867) unterschied zwischen akuten und chronischen Ekzemen, und Sir Erasmus Wilson (1809-1884) führte die Bezeichnung des Eczema infantum (Säuglingsekzem) ein. Hebra (1816-1880), Ordinarius für Dermatologie in Wien, bezeichnete die chronischen, extrem juckenden Knötchen als konstitutionelle Prurigo.

Der französische Dermatologe Besnier (1831-1909) erkannte, dass der Juckreiz ein erstes und wichtiges Symptom der Erkrankung ist. Erstmals wurden von ihm wichtige Kriterien der später als Prurigo Besnier bekannten Erkrankung zusammengefasst:

- Juckreiz als Hauptsymptom
- multiforme Hauterkrankung, die sich chronisch-rezidivierend (wiederkehrend) verschlechtert vom Typ der konstitutionellen Prurigo Hebra mit weiteren unspezifischen Herden
- mögliche Assoziation mit internen Erkrankungen wie Heuschnupfen und Asthma oder Neurasthenie (Nervenschwäche)
- eine erbliche Veranlagung
- Auftreten unabhängig vom Sozialstatus

Mit den Bestrebungen, die Lichenifikation (Vergröberung der Haut) besser zu erklären (Brocq, 1856-1928), rückten die Nerven und Gefässe in den Mittelpunkt der Krankheitsbeschreibung. Unter der Annahme, dass eine Nervenentzündung ursächlich den Hautveränderungen zu Grunde liegt, entstand der Begriff der Neurodermitis. Mit dem Fortschritt der Medizin kamen Bestrebungen auf, die Erkrankungen nicht nur rein morphologisch zu beschreiben, sondern Aspekte der Krankheitsentstehung (Pathogenese) zu berücksichtigen. Jadassohn (1863-1936) forderte, klinische Untergruppen genau zu definieren und diese gezielt auf ihre Pathogenese hin zu untersuchen. Er beobachtete das Zusammentreffen von genetischer Veranlagung und Einfluss der Umwelt, speziell Antigenen, bei Neurodermitis. Wise (1881-1950) und Sulzberger (1895-1983) erkannten, dass das Vorkommen von Reaginen (Allergene) in Haut und Blut ein Phänomen der Neurodermitis ist. 1933 schlugen sie den Namen atopische Dermatitis vor.

Heute werden die Bezeichnungen Neurodermitis, atopisches Ekzem, atopische Dermatitis synonym gebraucht, mit Bevorzugung des einen oder anderen Begriffes in verschiedenen Ländern, bei Patienten, Ärzten und Wissenschaftlern (☞ Tab. 1.1). 1980 gaben Hanifin und Rajka eine detaillierte Beschreibung der diagnostischen Zeichen der atopischen Dermatitis heraus, die auch heute noch im klinischen Alltag und als Studienkriterien Anwendung finden. In einem Konsensuspapier einigten sich europäische und amerikanische Experten auf den Namen atopisches Ekzem (☞ Abb. 1.1).

Heute gebrauchte Begriffe
• Neurodermitis
• Atopisches Ekzem (*atopic eczema*)
• Atopische Dermatitis (*atopic dermatitis*)
Historische Begriffe
• *Atopic Eczema/Dermatitis Syndrome*
• Endogenes Ekzem
• Konstitutionelles Ekzem
• Neurodermitis constitutionalis atopica
• Prurigo Besnier
• Konstitutionelle Prurigo Hebra

Tab. 1.1: Synonyme für den Begriff Neurodermitis.

(Ödem), Bläschen oder Papulovesikel, Nässen und Verkrustungen im akuten Stadium (☞ Abb. 2.1.) und Schuppung, mässige Rötung, Einrisse (Rhagaden) (☞ Abb. 2.2.) und Lichenifikation (Verdickung, grobes Relief der Haut) (☞ Abb. 2.3.) bei chronischem Verlauf. In Folge des meist starken Juckreizes wird die Haut aufgekratzt, es entstehen oberflächliche Verletzungen (Exkoriationen) mit punktförmigen Blutungen (☞ Abb. 2.4). Durch Eintrocknen des Blutes entstehen kleine Blutkrusten.

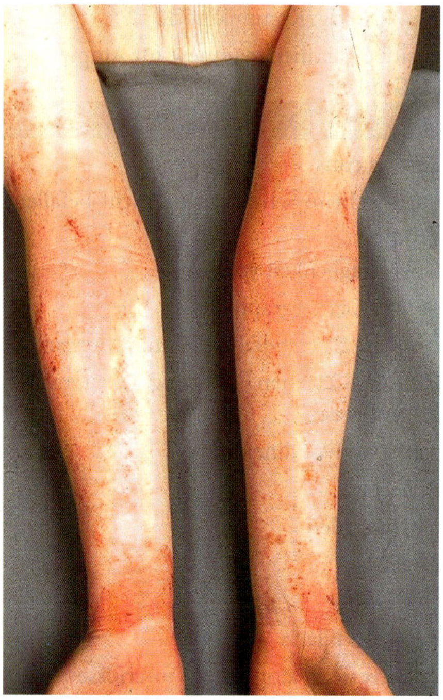

Abb. 2.1: Neurodermitis. Akuter Schub mit typischem Befall der Ellenbeugen und Handgelenke.

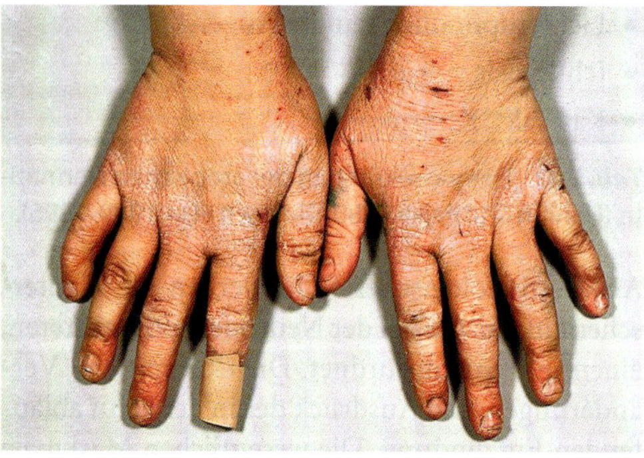

Abb. 2.2: Handekzem mit Rhagaden.

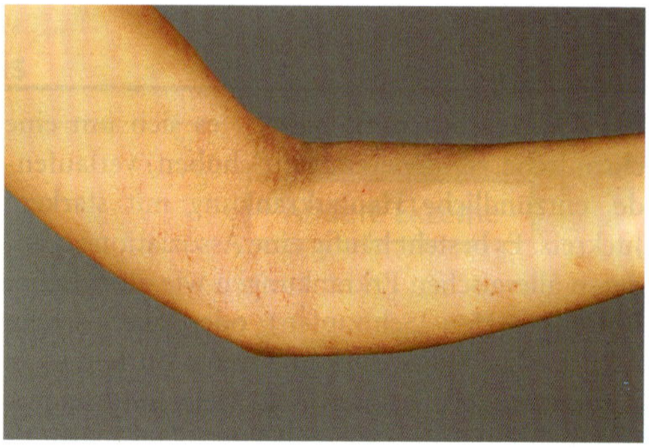

Abb. 2.3: Lichenifikation. Vergröbertes Relief und Verdickung der Haut.

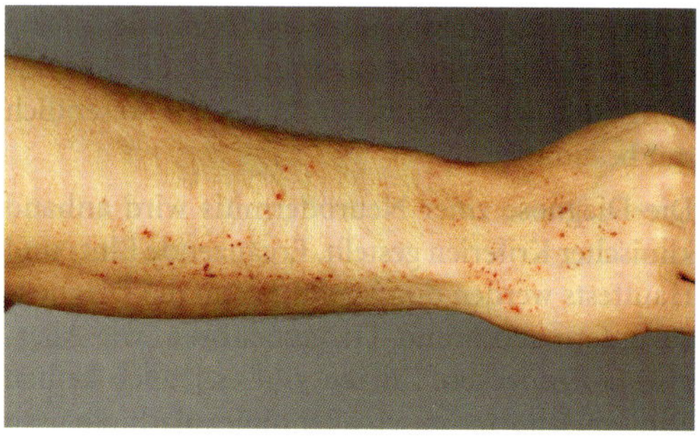

Abb. 2.4: Verletzungen der Haut durch Kratzen (Exkoriationen).

Des Weiteren werden wir auf einige Varianten der klinischen Ausprägung und spezielle Lokalisationen eingehen. Das Spektrum der Symptome macht deutlich, dass es *die* Neurodermitis nicht gibt. Unterschiede im klinischen Bild sind nicht nur im Vergleich verschiedener Patienten zu registrieren, sondern werden über die Zeit bei einem einzelnen Patienten sichtbar.

2.1. Säuglinge

Die ersten Hauterscheinungen können bereits um den dritten Lebensmonat auftreten. Manche Neugeborene weisen schon eine trockene Haut auf. Meist an Kopfhaut und Gesicht, den Wangen, lokalisiert, zeigen sich juckende gerötete aufgeschwollene Herde, die nässen und später verkrusten. Wegen der Ähnlichkeit mit angebrannter Milch wird dieser krustig-schuppende Ausschlag als Milchschorf bezeichnet (☞ Abb. 2.5). Milchschorf ist also nicht mit einer Milchallergie gleich zu setzen. Entwickelt sich der Milchschorf bereits während der ersten beiden Monate, kann er schwer von einem seborrhoischen Ekzem (Gneis) unterschieden werden. Später breiten sich die Hauterscheinungen auch auf die Streckseiten der Arme und Beine und den Rumpf aus. Typischerweise ist die Windelregion ausgespart. Als Komplikation können Bakterien zu einer Infektion der nässenden verkrusteten Neurodermitisherde (Impetiginisation) führen. Wegen des Juckreizes schlafen die Säuglinge oft schlecht (und damit auch die Eltern). Nahrungsmittelallergien sind bei Säuglingen mit Neurodermitis, besonders wenn sie stark ausgeprägt ist, relativ häufig.

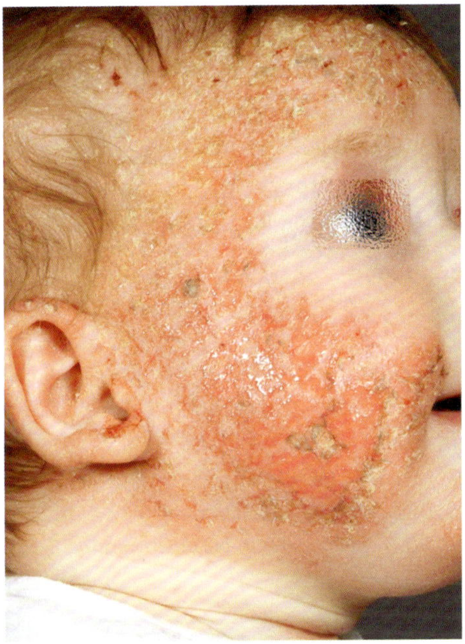

Abb. 2.5: Milchschorf. Nässender, verkrusteter Ausschlag bei Säuglingen.

2.2. Kinder

Im Alter zwischen 1 und 4 Jahren sind die Ekzeme weiterhin an den Streckseiten der Extremitäten, aber zunehmend auch in den Gelenkbeugen wie Ellenbeugen und Kniekehlen lokalisiert (☞ Abb. 2.6). Weitere typische betroffene Areale sind das Gesicht, hier besonders die Augenlider und Mundumgebung, der Hals (Halsfalten) und die Hände (☞ Abb. 2.7-2.10). Das Befallsmuster ist weitgehend symmetrisch. Die Hautveränderungen sind in akuten Schüben durch Rötungen und Schwellungen, im Verlauf durch zusätzliche Schuppung, Exkoriationen (Kratzspuren) mit kleinen Blutkrusten und eine beginnende leichte Lichenifikation (Vergröberung des Hautreliefs) gekennzeichnet. Die betroffenen Areale sind unterschiedlich gross und meist unscharf begrenzt, es werden aber auch nummuläre (münzförmige) Ekzemherde beobachtet. Der oft starke Juckreiz löst nicht nur Kratzen aus, sondern bedingt auch Schlafstörungen gefolgt von Müdigkeit und Missgelauntheit.

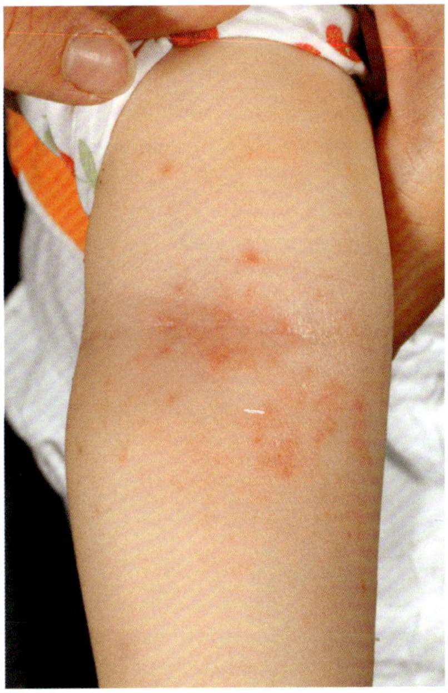

Abb. 2.6: Beugenekzem bei einem Kleinkind.

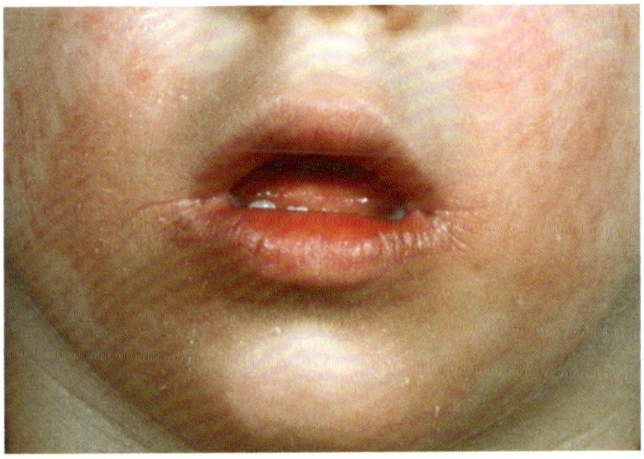

Abb. 2.7: Gesichtsekzem. Rötung an Wangen und Kinn, Blässe in Gesichtsmitte (zentrofaziale Blässe).

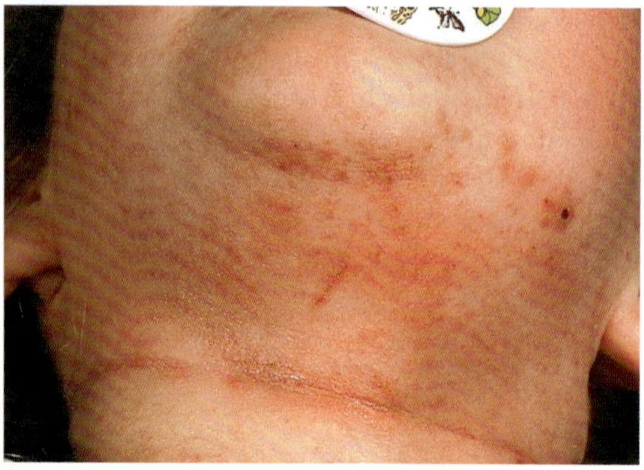

Abb. 2.8: Ekzem am Hals, prominente Halsfalte bei Kleinkind.

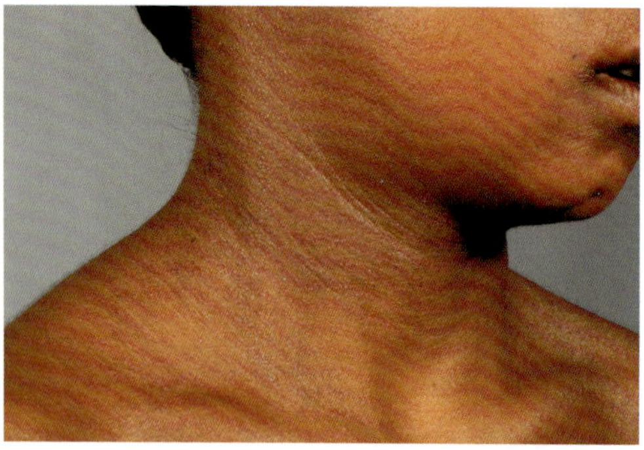

Abb. 2.9: Ekzem bei Kind mit dunkler Haut. Gräuliche Färbung und Vergröberung (Lichenifikation) der Haut.

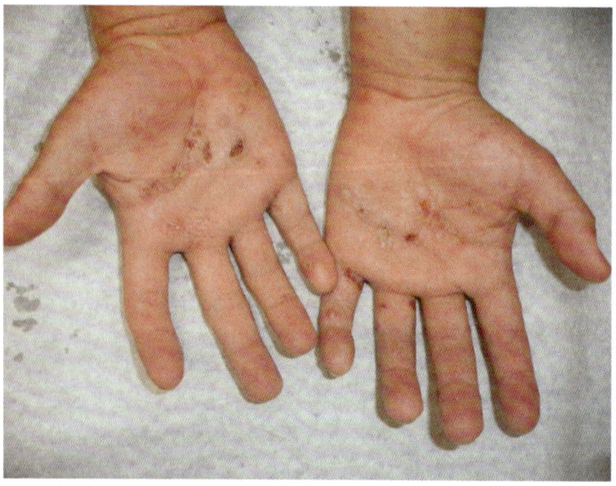

Abb. 2.10: Handekzem bei einem Kind.

2.3. Schulkinder/Jugendliche

Die typische Ausprägung in dieser Altersgruppe ist das Beugenekzem, das im akuten Schub eine starke Rötung, Schwellung und gelegentlich auch Nässen aufweist, später durch eine mässige Rötung mit Schuppung, Lichenifikation und Exkoriationen charakterisiert ist (☞ Abb. 2.11). Neben flächigen Rötungen sieht man auch kleine Erhabenheiten (Papeln) und Knötchen. Ausser Ellenbeugen und Kniekehlen ist oft auch der Bereich von Hand- und Sprunggelenken befallen. Weitere Lokalisationen sind Gesicht, besonders die Augenlider, Hals und Nacken, Hände sowie Gesäss und Oberschenkelrückseiten (☞ Abb. 2.12-2.13). Bei ausgeprägten Verläufen dehnt sich die Neurodermitis auf Kopfhaut und (oberen) Rumpf aus. In dieser Altersgruppe wirkt sich der Juckreiz besonders stark auf die Entwicklung und das Verhalten der Kinder und Jugendlichen aus. Nicht allein die zerkratzte Haut stellt ein Problem dar, sondern ebenso die juckreizbedingten Konzentrations- und Schlafstörungen.

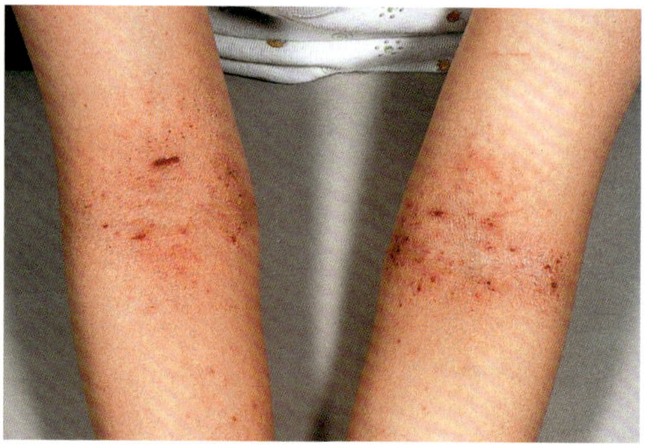

Abb. 2.11: Beugenekzem bei einem Kind.

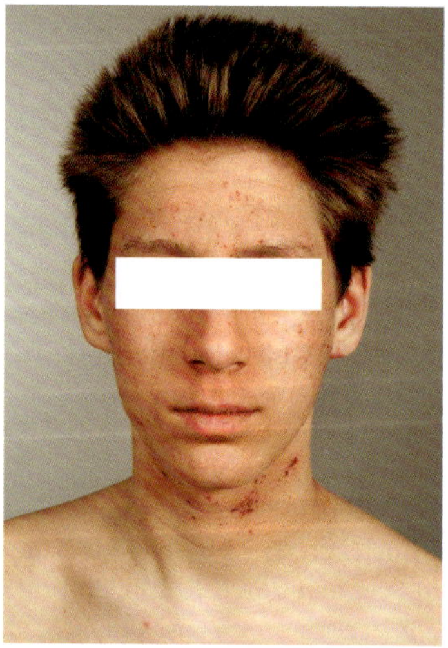

Abb. 2.12: Neurodermitis bei Jugendlichem. Befall von Gesicht und Hals, pelzmützenartiger Haaransatz.

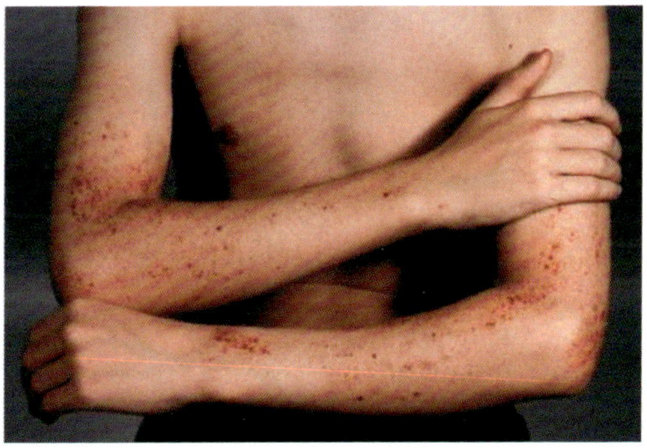

Abb. 2.13: Ekzem an den Armen mit deutlichen Kratzeffekten.

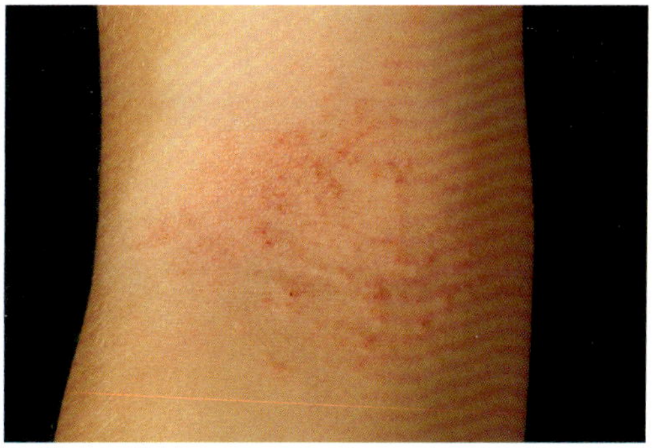

Abb. 2.14: Beugenekzem. Befall der Ellenbeugen.

2.4. Erwachsene

Im Erwachsenenalter ist die Neurodermitis sehr variabel ausgeprägt. Häufig findet sich ein Befall der grossen Gelenkbeugen, von Gesicht, Hals, Händen und Füssen mit lichenifizierten, mässig geröteten, schuppenden und meist auch kratzexkoriierten Herden (☞ Abb. 2.14-2.23). Im akuten Schub sind die betroffenen Areale stark gerötet und geschwollen. Bevorzugt an Händen (Handflächen und Fingerkanten) und Füssen (Fusssohlen, Zehen) können sich winzige Blasen (dyshidrosiforme Bläschen) ausbilden, die stark jucken, folglich zerkratzt werden und verkrusten. Bei einigen Patienten zeigen sich stark juckende Knötchen (Prurigoknoten, ☞ Abb. 2.24), die oft mit einer blutigen Kruste bedeckt sind, da sie immer wieder aufgekratzt werden. In Folge der Austrocknung, Verdickung und starker Verhornung der Ekzemhaut, die ihre Elastizität verliert, kommt es häufig an den Händen über den Gelenken und an den Fingerkuppen sowie an den Füssen, besonders an den Fersen, zu Einrissen, so genannten Rhagaden, die sehr schmerzhaft sind. Bedingt durch wiederholte Irritation der Haut zum Beispiel durch Feuchtigkeit oder Nässe, durch mechanische Belastung, Verschmutzung oder häufiges Waschen, sind bei Erwachsenen nicht selten die Hände hauptsächlicher Manifestationsort der Neurodermitis. Hautirritation kann den Juckreiz verstärken, und so berichten viele Neurodermitispatienten über eine Wollunverträglichkeit und Juckreiz selbst auf unbefallener Haut beim Schwitzen.

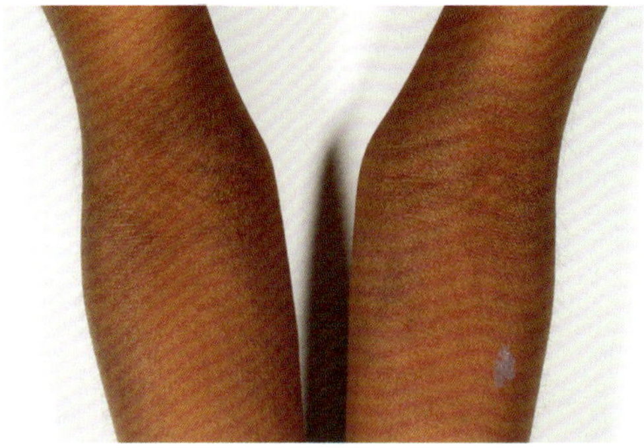

Abb. 2.15: Beugenekzem der dunklen Haut.

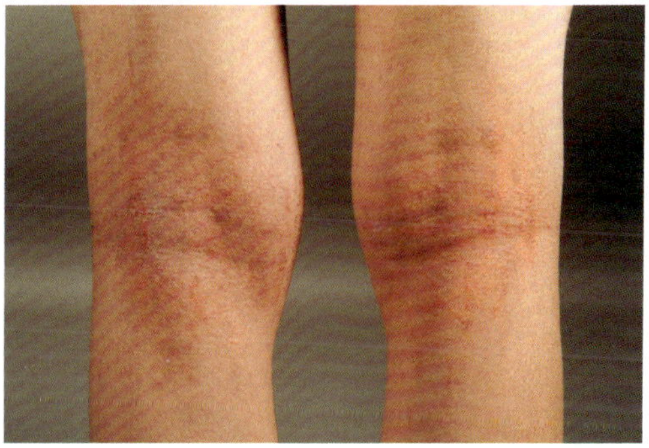

Abb. 2.16: Befall der Kniekehlen.

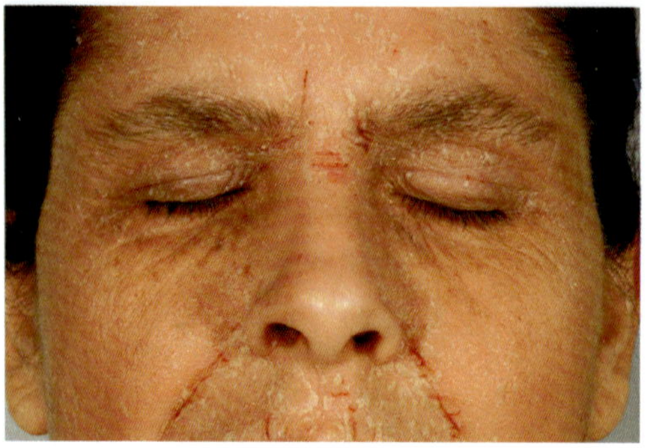

Abb. 2.17: Gesichtsekzem. Chronische Neurodermitis mit Schuppung und Rhagaden.

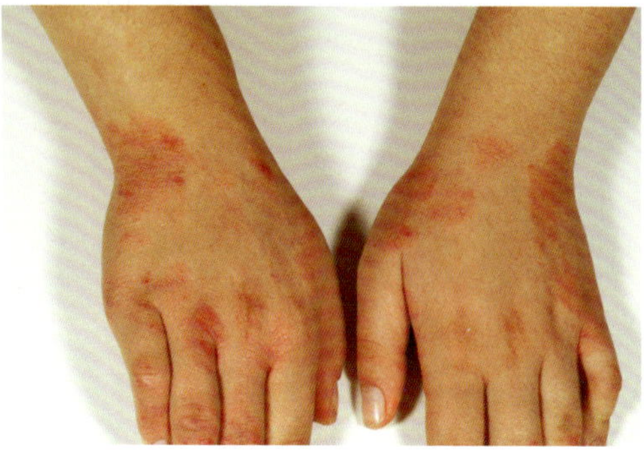

Abb. 2.18: Atopisches Handekzem. Akute Hautveränderungen.

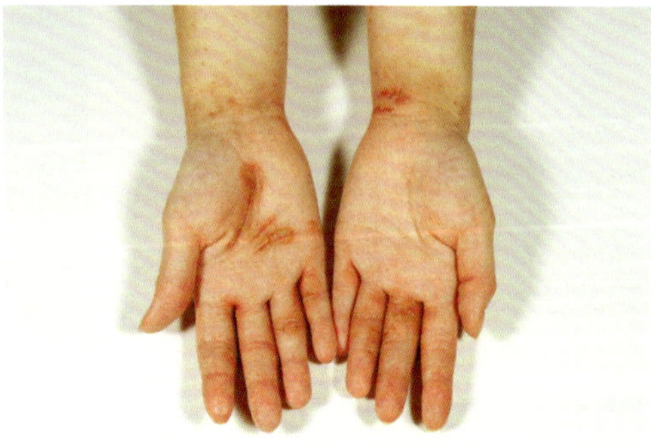

Abb. 2.19: Atopisches Handekzem. Rötung, Schuppung und Rhagaden an den Handflächen.

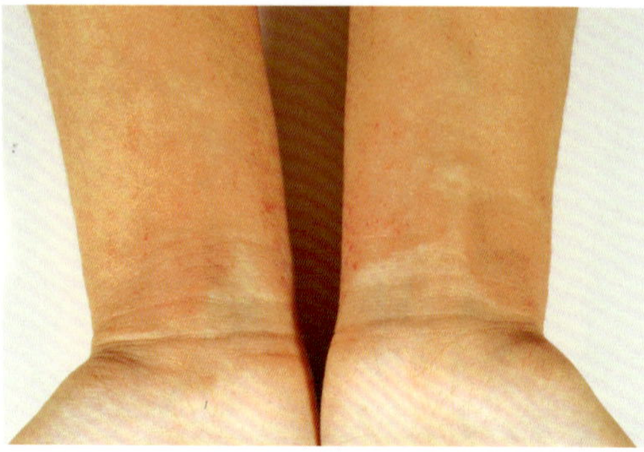

Abb. 2.20: Befall der Handgelenke.

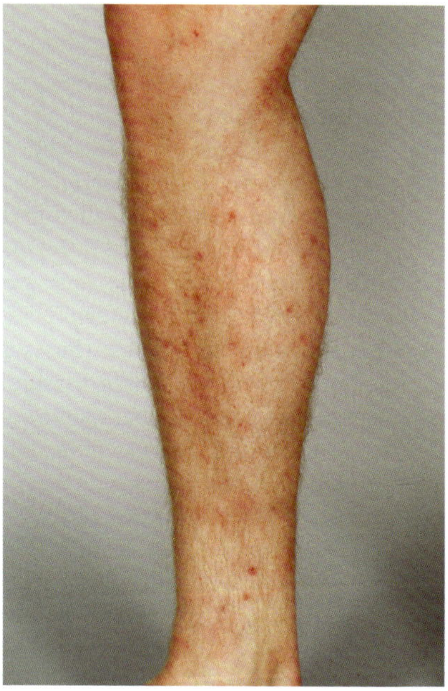

Abb. 2.21: Neurodermitisbefall der Beine. Gerötete Herde mit Kratzexkoriationen.

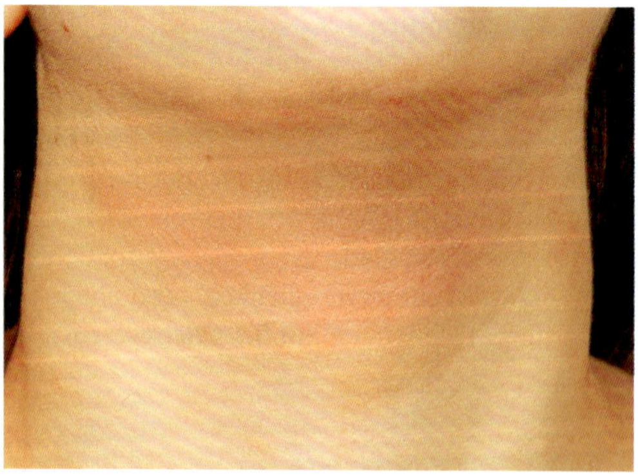

Abb. 2.22: Neurodermitis am Hals.

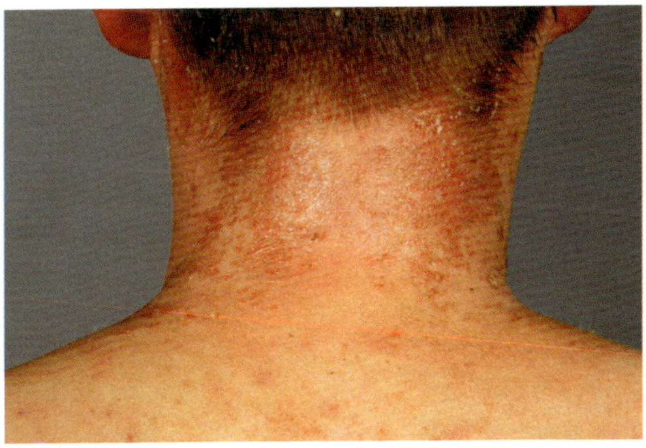

Abb. 2.23: Nackenekzem.

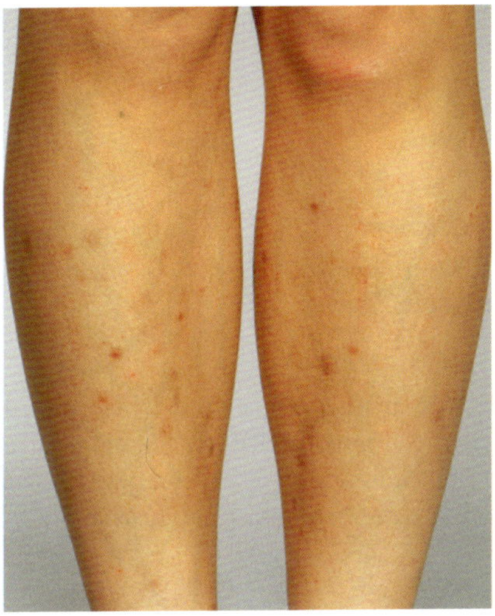

Abb. 2.24: Pruriginöses Ekzem. Exkoriierte Knötchen an den Unterschenkeln.

2.5. Konstitutionelle Atopiestigmata

Die konstitutionellen Atopiestigmata werden gern bei der Diagnosefindung der Neurodermitis heran gezogen, sie sind in der Liste der Diagnosekriterien unter den Nebenkriterien aufgeführt (☞ Tab. 2.1). Unter konstitutionellen Stigmata werden Zeichen an der Haut verstanden, die selbst keine Krankheit darstellen und weder Manifestation noch Folge einer Erkrankung sind. Die Atopiestigmata sind charakteristisch, wenn auch nicht spezifisch, für Neurodermitiker. Im Vergleich zu gesunden Personen sind sie besonders häufig bei Patienten mit atopischem Ekzem, aber auch bei Patienten mit atopischen Atemwegserkrankungen zu finden.

Trockene Haut (Xerosis)

Die trockene, sich rau anfühlende, leicht schuppende Haut ohne Entzündungszeichen ist ein typischer Befund bei Neurodermitispatienten. Die Prävalenz wird mit 48-100 % angegeben. Als Ursache der trockenen Haut wird eine genetische Disposition angenommen, zum Beispiel Filaggrinmutationen. Die Ausprägung wird stark durch äussere Einflüsse wie Hautpflege oder Jahreszeit bestimmt.

Keratosis pilaris

Darunter sind kleine raue Erhabenheiten an den Aussen- und Streckseiten der Oberarme, Oberschenkeln und Gesäss zu verstehen, die von einer follikulären Hyperkeratose (Verhornungsstörung an den Haarbalgöffnungen) bei trockener Haut herrühren (☞ Abb. 2.25). Die Haut fühlt sich wie Sandpapier an. Die Keratosis kommt bei etwa der Hälfte der Neurodermitispatienten vor. Bei Kindern und Jugendlichen ist sie besonders stark ausgeprägt, bei Erwachsenen ist sie meist weniger auffällig.

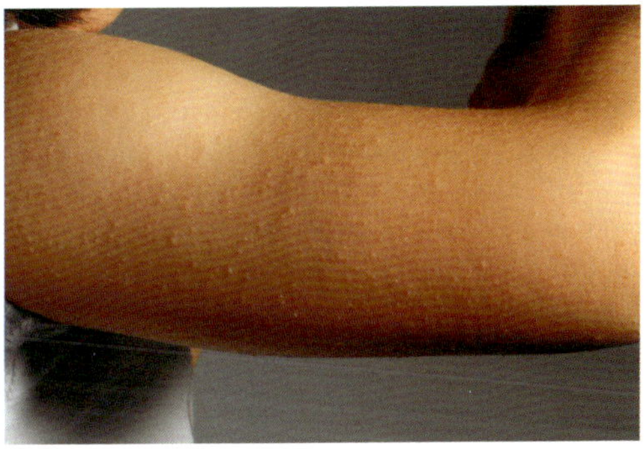

Abb. 2.25: Keratosis pilaris.

Hyperlinearität der Handflächen (und Fusssohlen)

Dieses Zeichen wird meist an den Handflächen beobachtet. Neben den Hauptlinien existieren zahlreiche sekundäre feinere Einschnitte, die der Haut einen faltigen Aspekt verleihen. Da dieses Merkmal auch bei Patienten mit Ichthyosis vulgaris, einer Verhornungsstörung, auftritt, wird manchmal die Bezeichnung Ichthyosishand verwendet.

Unterlidfalte (Dennie-Morgan-Falte)

Die einfach oder doppelt ausgebildete Falte direkt unterhalb des Randes der Unterlider findet man gehäuft bei Neurodermitispatienten, ohne dass zuvor ein Lidekzem abgelaufen ist, als auch bei Patienten mit allergischen Atemwegserkrankungen (☞ Abb. 2.26). Die Angaben zur Häufigkeit dieses Merkmals schwanken in den publizierten Studien und sind abhängig von der ethnischen Zugehörigkeit der Studienpopulation. Manche Autoren werten nur die doppelte Unterlidfalte als Atopiestigma.

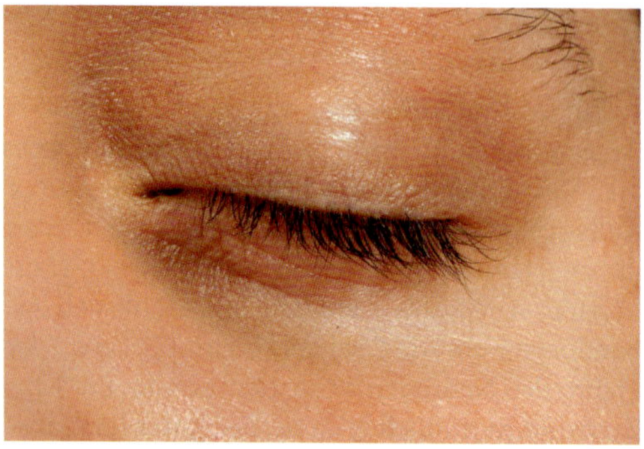

Abb. 2.26: Prominente, doppelte Unterlidfalte.

Weisser Dermographismus

Der Dermographismus wird durch kräftiges Bestreichen der unbefallenen Haut mit einem stumpfen Gegenstand, zum Beispiel einem Holzspatel, ausgelöst. Im Gegensatz zu der nach wenigen Sekunden auftretenden flächigen Rötung bei Hautgesunden kommt es bei Neurodermitispatienten zu einer Weissfärbung des bestrichenen Hautareals. Der weisse Dermographismus wird durch eine Vasokonstriktion (Engstellung der Gefässe) verursacht.

Gesichtsblässe, Wangenerythem

Bedingt durch eine Vasokonstriktion erscheint die Haut um Mund und Nase (zentrofazial) blass. Diese Blässe wird besonders deutlich, wenn daneben eine Rötung (Erythem) oder Ekzem an den Wangen besteht.

Dunkle Augenschatten

Gerade junge Patienten mit Neurodermitis oder allergischer Rhinitis zeigen dieses Zeichen, das ihnen einen müden Gesichtsausdruck verleihen kann. Wie es dazu kommt, ist nicht klar, angenommen wird eine Verlangsamung des venösen Blutflusses. Sekundär kann dieses Zeichen durch eine Hyperpigmentation nach abgelaufenen Ekzemen noch verstärkt werden.

Hertoghe-Zeichen

Hierunter versteht man eine Ausdünnung oder das Fehlen der seitlichen Anteile der Augenbrauen (☞ Abb. 2.27). Die Ursache dieser Rarefizierung der Augenbrauen ist nicht bekannt, vermutet werden eine Störung im autonomen Nervensystem oder Reiben der juckenden Haut.

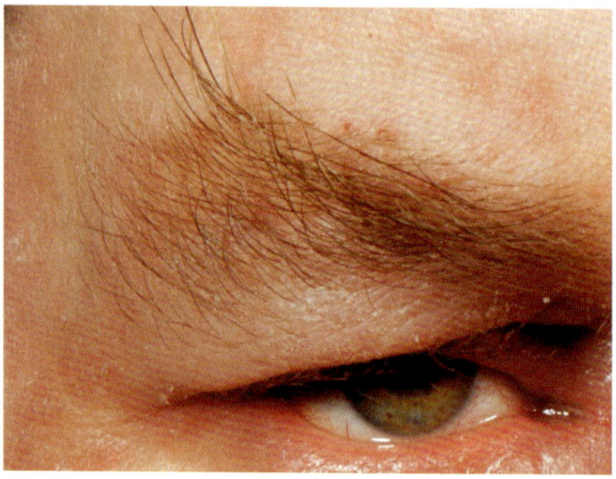

Abb. 2.27: Hertoghe-Zeichen. Ausdünnung der seitlichen Augenbrauen.

Tiefer Haaransatz

Die tiefe Haarlinie an Stirn und Schläfen wird von manchen Autoren als weiteres Stigma bei Neurodermitispatienten angesehen und bildlich als Pelzmützen-artiger Haaransatz beschrieben.

2.6. Minimalvarianten und besondere Ausprägungen

Pityriasis alba

Diese hypopigmentierten, und daher hell erscheinenden, unscharf begrenzten, von einer feinen kleieartigen Schuppung bedeckten Herde sind vor allem an den Armen, Oberschenkeln, Gesicht und Rumpf lokalisiert. Sie sind Ausdruck einer minimal ablaufenden Ekzemreaktion oder Restzustände abgeheilter Ekzemherde. Sie werden besonders auffällig, wenn die umgebende Haut pigmentiert ist (☞ Abb. 2.28).

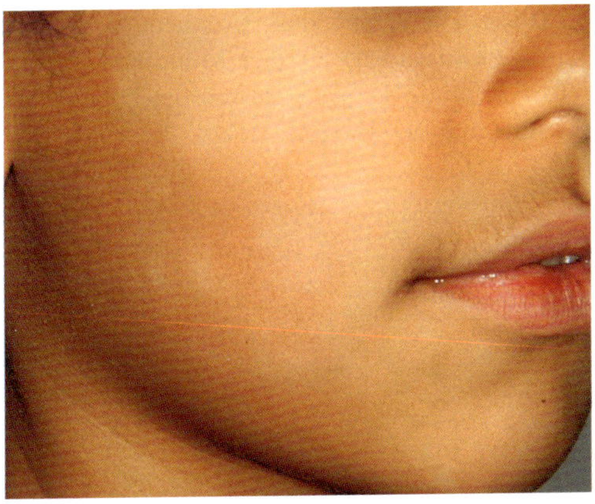

Abb. 2.28: Pityriasis alba. Hypopigmentierung und geringe, feinlamelläre Schuppung.

Pulpitis sicca

Hierbei handelt es sich um lokalisierte, gering entzündlich ausgeprägte Minimalvarianten der Neurodermitis. Klinisch zeigen sich an den Fingerspitzen trockene, nicht juckende, teils leicht hyperkeratotische (verhornte) Herde mit kleinsten Einrissen (☞ Abb. 2.29).

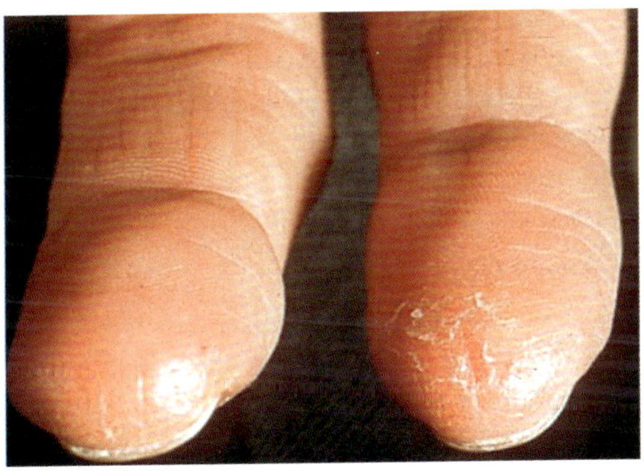

Abb. 2.29: Schuppung und Einrisse an den Fingerkuppen (Pulpitis sicca).

Atopisches Handekzem (und Fussekzem)

Die Hände sind sehr häufig sowohl bei Kindern als auch Erwachsenen im Rahmen der Neurodermitis mit betroffen. Die Handflächen können leicht gerötet und schuppend oder eher trocken, verdickt und derb sein. Die Häufigkeit der Hand- und Fussdermatitis wird mit 70 % bei Kindern angegeben. Es ist davon auszugehen, dass irritative Faktoren eine ursächliche Rolle spielen (☞ Abb. 2.18-2.19).

Atopische Winterfüsse

Die damit beschriebene Rötung mit Schuppung und kleinen Einrissen an den Zehen und Vorfuss wird besonders bei Kindern und Jugendlichen während der Wintermonate gesehen (☞ Abb. 2.30). An den Fusssohlen sind die belasteten Stellen betroffen, die nicht belasteten bleiben ausgespart.

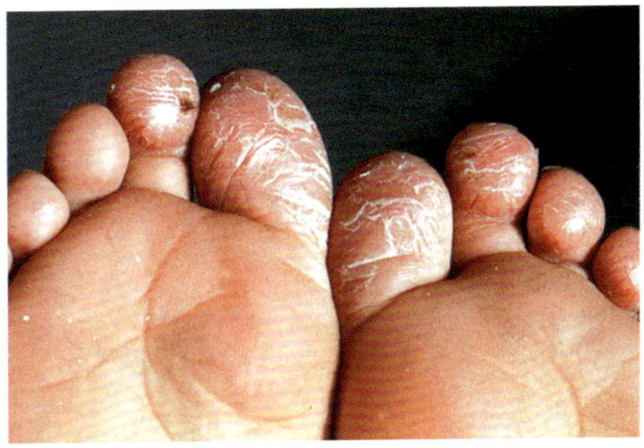

Abb. 2.30: Ekzem an den Zehen *(Atopic winter feet).*

Lidekzem

Im Rahmen einer Neurodermitis sind die Augenlider häufig befallen und sie können der einzige Manifestationsort sein (☞ Abb. 2.31). Rötung, Schuppung, Exkoriationen (Kratzeffekte) und Ödem (Flüssigkeitseinlagerung im Gewebe) treten bei akuten Schüben auf, bei chronischem Verlauf prägen Lichenifikation (Hautvergröberung) und Hyperpigmentation (Dunkelfärbung) das Bild (☞ Abb. 2.32). Als pathogenetische Faktoren für die Lidekzeme werden die empfindliche dünne Haut der Lider, die Exposition zu Allergenen (Aeroallergene wie Pollen sowie Kontaktallergene) und Irritation zum Beispiel durch Reiben angesehen.

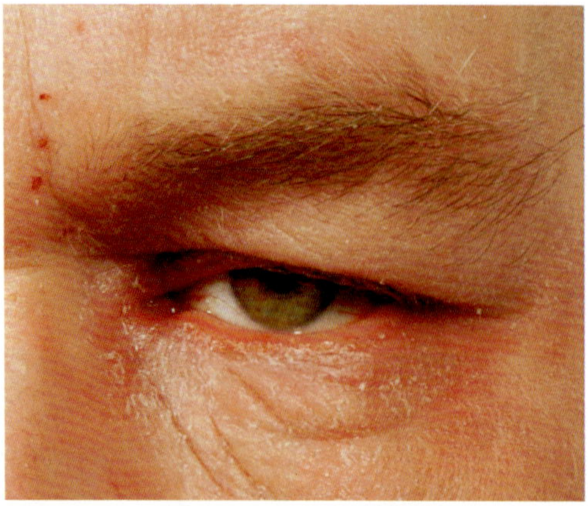

Abb. 2.31: Lidekzem. Rötung, Schuppung und Schwellung der Lider.

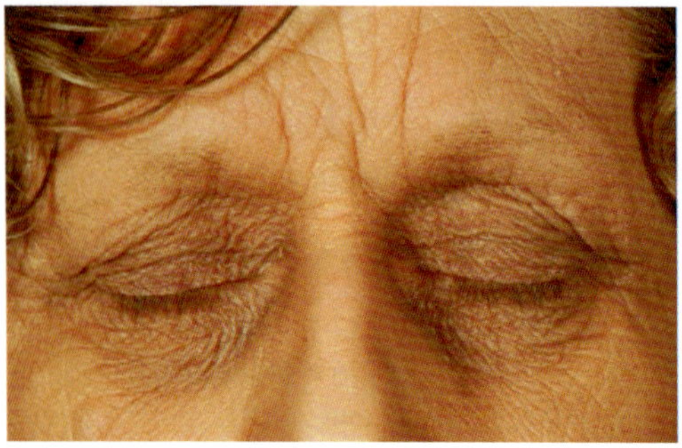

Abb. 2.32: Chronisches Lidekzem. Vergröberung und Dunkelfärbung der Lider.

Brustwarzenekzem (Mamillenekzem)

Diese Form des Ekzems ist nicht selten und befällt sowohl Frauen als auch Männern. Meist symmetrisch an Brustwarzen und Umgebung treten nässende vesikulöse (mit kleinsten Blasen) gerötete Herde auf, die recht schmerzhaft sind.

Cheilitis

Trockene und schuppende Veränderungen der Lippen (Ober- und Unterlippe) finden sich bei Neurodermitispatienten aller Altersgruppen (☞ Abb. 2.33). Bei stärkerer entzündlicher Komponente sind die Lippen gerötet und reissen leicht ein (Fissuren). Die Hautveränderungen breiten sich auf die Mundumgebung hin aus, wo sie durch eine scharf begrenzte Rötung auffallen. Gewohnheitsmässiges permanentes Lecken der trockenen Haut, Abreissen der Schüppchen wie auch Reizung durch Kontakt zu Nahrungsmitteln oder Getränken können das Lippenekzem verstärken und unterhalten. Die schmerzhaft brennenden tieferen Einrisse (Rhagaden) an den Mundwinkeln, die teils von blutig-serösen Krusten belegt sind, bezeichnet man als Perlèche.

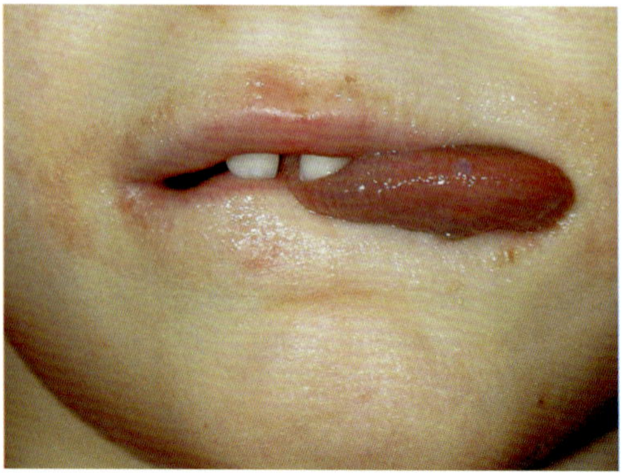

Abb. 2.33: Cheilitis. Entzündliche, trockene Veränderungen der Lippen, die durch ständiges Lecken verstärkt werden.

Genitoanalekzem

Die Region von Skrotum, Vulva und Perianalbereich kann ausschliesslich oder zusammen mit anderen Regionen betroffen sein. Meist leiden die Patienten unter einem extremen Juckreiz. Wiederholtes Kratzen führt zur Lichenifikation der Haut. Die Verläufe sind oft chronisch. Mikrobielle, allergische, irritative (häufiges Waschen, Seifen, Desinfizienzien) und mechanische (Fahrradfahren) Faktoren, die diese Ekzeme unterhalten können, müssen ausgeschaltet werden.

Dyshidrose

An Handflächen und Fusssohlen kann es zur Ausbildung kleiner, sagokornartiger Bläschen mit klarem Inhalt auf initial unbefallener Haut kommen, die sehr stark jucken. Sie sind Ausdruck einer starken Spongiose (Flüssigkeitsansammlung) der Leistenhaut. Hyperhidrose (starkes Schwitzen) und Hitze (Sommer) spielen als Auslöser eine Rolle. Sekundär können entzündliche Veränderungen hinzu kommen, die als dyshidrosiformes Ekzem bezeichnet werden (☞ Abb. 2.34).

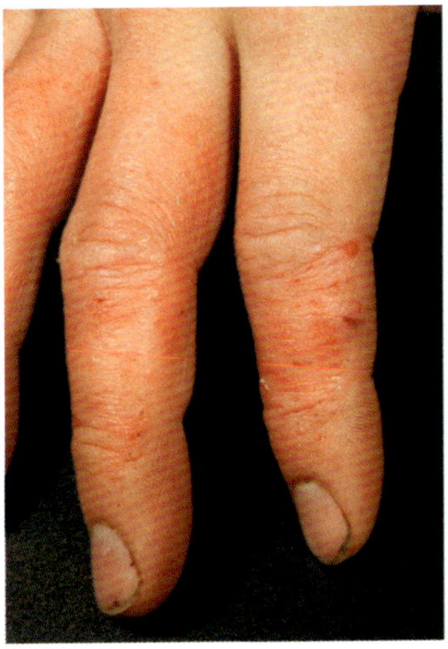

Abb. 2.34: Dyshidrosiformes Ekzem. Klare Bläschen an den Fingerseitenkanten.

Kopfhautekzem

Eine trocken schuppende, auch juckende Kopfhaut und eher trockene bis spröde Haare sind nicht selten. Exkoriationen und Prurigoknötchen sind Folgen des Kratzens. Seltener sind nässende, verkrustete Kopfekzeme. Bei Kindern kann manchmal eine lokalisierte massive, an den Haaren anhaftende Schuppung beobachtet werden, die unter dem Namen Tinea amiantacea bekannt ist, auch wenn sich Pilzinfektionen hier nicht diagnostizieren lassen.

Nackenekzem

Im Nacken findet man nicht selten chronische lichenifizierte, teils auch exkoriierte schuppende Ekzeme (☞ Abb. 2.23). Als Trigger können irritative Faktoren (Scheuern des Kragens, Schweiss) angesehen werden. Ausserdem sollen Hefepilze, Pityrosporum-Spezies, deren Reservoir der behaarte Kopf ist, eine pathogenetische Rolle spielen. Bei einigen Patienten lässt sich eine Allergie gegenüber Pityrosporum nachweisen.

Varianten: follikular, papulös lichenoid, pruriginös, nummulär

Die Neurodermitis folgt nicht immer dem üblichen Befalls- und Ausbreitungsmuster, sondern kann sich bei einigen Patienten in atypischer Weise äussern. Bei der follikulären Form konzentriert sich die Entzündung auf und um die Haarbalgöffnungen, so dass zahlreiche kleine, einzeln stehende, gerötete schuppende Herde erscheinen (☞ Abb. 2.35).

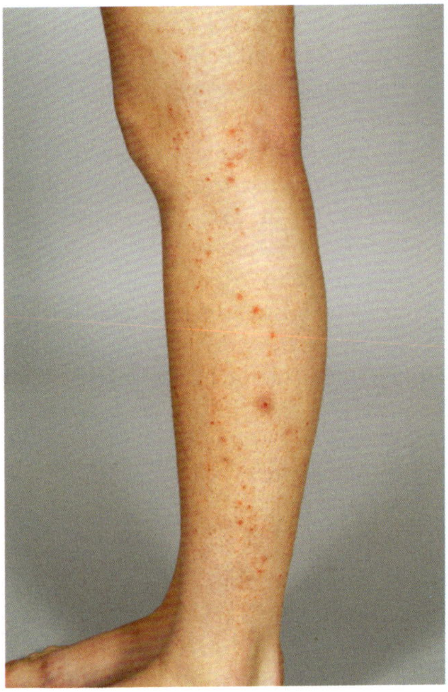

Abb. 2.35: Follikuläres Ekzem. Punktförmige Rötungen um Haarbalgöffnungen.

In der Regel sind die Ekzemherde durch ein Zusammenfliessen vieler kleiner Einzelherde (Papeln) flächig ausgebreitet, bei der papulös lichenoiden Variante dagegen findet man einzelne hautfarbene bis leicht gerötete flache Papeln (kleine plateauförmige Herde), die an ihrer Oberfläche leicht glänzend oder schuppend sein können, und meist an den Streckseiten der Extremitäten beobachtet werden. Münzgrosse, relativ scharf umschriebene Ekzemherde sind für die nummuläre Variante typisch (☞ Abb. 2.36).

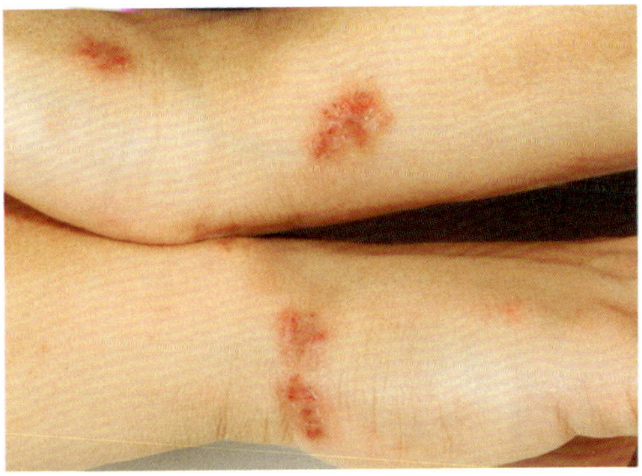

Abb. 2.36: Nummuläres Ekzem. Münzgrosse Ekzemherde an Handgelenken und Unterarmen.

Initial weisen diese Herde Papulovesikel (Papeln mit Bläschen) auf, sind daher meist stark exsudativ, das heisst nässend, und verkrustet. Diese Bedingungen begünstigen die Ansiedlung und Vermehrung von Bakterien inklusiv pathogener Stämme (Krankheitserreger). Die pruriginöse Verlaufsform tritt im Erwachsenenalter auf. Bevorzugt an den Armen, Dekolleté, Schultern und oberem Rücken, also Regionen, die mit den Händen erreicht werden können, entstehen in Folge permanenten Kratzens derbe Knötchen. Diese so genannten Prurigoknötchen verursachen einen immens starken Juckreiz, den die Patienten nach eigenen Aussagen einzig mit Aufkratzen der Haut beherrschen können.

2.7. Erlanger Atopiescore

Bei typischem klinischen Bild und Verlauf lässt sich die Diagnose einer Neurodermitis relativ leicht stellen. Ist dies nicht der Fall, können konstitutionelle Stigmata und Minimalformen durchaus Hinweise geben, die ein Ekzem als Neurodermitis einordnen lassen. In verschiedenen Studien wurde die Häufigkeit dieser Feinzeichen bei Neurodermitispatienten im Vergleich zu gesunden Probanden untersucht. Anhand einer systematischen Analyse erstellten Diepgen et al. einen Score, mit dem sich die Wahrscheinlichkeit einer atopischen Hautdiathese, also einer Neigung zur Neurodermitis, bestimmen lässt (☞ Tab. 2.2). In ihrer Liste finden sich zahlreiche Merkmale wieder, die von Hanifin und Rajka als Haupt- und Nebenkriterien (☞ Tab. 2.1) aufgeführt wurden.

Kriterien	Punkte
Familienanamnese für Atopie	
Ekzem	2
Atopische Atemwegserkrankungen	1
Persönliche Anamnese	
Beugenekzeme	0
Allergische Rhinitis	1
Allergisches Asthma	1
Cradle cap (Milchschorf)	1
Juckreiz bei Schwitzen	3
Wollintoleranz	3
Metallunverträglichkeit	1
Lichtempfindlichkeit der Augen	1
Minimalformen der Neurodermitis	
Trockene Haut	3
Ohrrhagaden	2
Dyshidrose	2
Pityriasis alba	2
Atopische Füsse, Pulpitis sicca	2
Ekzem der Brustwarzen	2
Perlèche	1
Atopiestigmata	
Verstärkte Handlinienzeichnung	2
Hertoghe-Zeichen	2
Dennie-Morgan-Unterlidfalte	2
Keratosis pilaris	1
Weisser Dermographismus	3
Akrozyanose	1
Bewertung	
Atopische Hautdiathese	
wahrscheinlich	≥10
möglich	7-9
nicht wahrscheinlich	<7

Tab. 2.2: Kriterien der atopischen Hautdiathese (nach Diepgen et al. 1996).

2.8. Augenbeteiligung

Die Lichtscheu ist ein relativ häufig zu beobachtendes Phänomen bei Neurodermitis und wird als diagnostisches Nebenkriterium angegeben. Bei plötzlicher Exposition zu hellem Licht müssen Betroffene niesen oder sie verspüren in heller Umgebung ein unangenehmes Brennen der Augen. Oft wird über ein Fremdkörper (Sandkorn)-gefühl oder über tränende Augen berichtet, die beide Ausdruck eines trockenen Auges sind. Akute Konjunktivitiden (Augenbindehautentzündungen) kommen im Rahmen einer Neurodermitis vor. Oft sind sie mit einer Pollenallergie assoziiert und verlaufen mit saisonalen Schwankungen. Die atopische Keratokonjunktivitis, die sich durch konjunktivale Rötung, Lichtscheu, Augentränen und Juckreiz äussert, besteht meist über Monate. Bei der Blepharokonjunktivitis sind sowohl die Konjunktiven als auch die Lider, insbesondere die Lidränder und Augenumgebung befallen (☞ Abb. 2.37). Die Konjunktiven sind meist stark gerötet, verdickt und von einem zähen Sekret belegt. An den Lidern bestehen chronische, trocken schuppende Veränderungen mit teils ausgeprägter Lichenifikation. Bei akuten Schüben findet man ödematöse (geschwollene), gerötete, meist nässende und verkrustete Lider mit bakterieller Infektion. Chronisch rezidivierende Verläufe können zu einer Verdickung der Lidränder, Verlust der Wimpern und sogar Ektropium (nach aussen gerichteter Lidrand) führen.

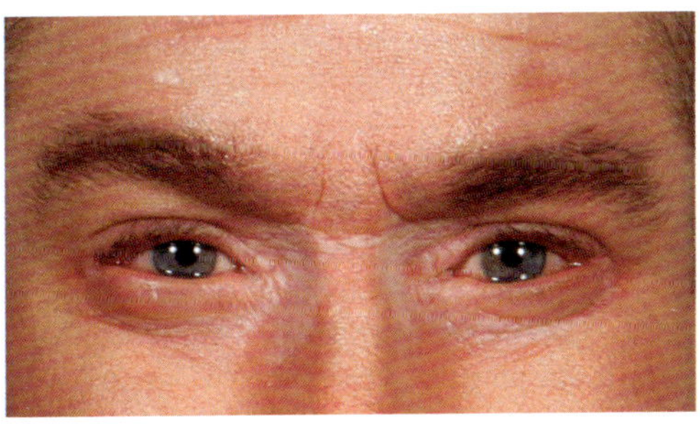

Abb. 2.37: Blepharokonjunktivitis. Rötung der Augenlider und Bindehäute, Schwellung der Lidränder.

Bei weiteren Augenerkrankungen wie Keratokonus (fortschreitende kegelförmige Ausstülpung der Hornhaut), Katarakt (Trübung der Linsen) und Netzhautablösung wird eine Assoziation mit Neurodermitis beobachtet, sie sind insgesamt selten.

2.9. Erythrodermie

In seltenen Fällen kann sich die Neurodermitis auf den gesamten Körper ausdehnen, man spricht dann wegen der generalisierten Hautrötung (über 90 % der Körperoberfläche) von einer Erythrodermie (☞ Abb. 2.38). Zusätzlich sind meist eine ausgeprägte Schuppung, Lymphknotenschwellungen und Ödeme (Flüssigkeitseinlagerung im Gewebe) der Beine zu finden. Es handelt sich um ein schweres Krankheitsbild mit einer ausgeprägten Entzündung gefolgt von starkem Wasserverlust, Elektrolytverschiebungen, Eiweissmangel. Es besteht die Gefahr der Impetiginisierung (bakterielle Superinfektion). Die Patienten klagen über Juckreiz, Schmerzen und insbesondere Schüttelfrost. Erythrodermiepatienten bedürfen dringend einer stationären Behandlung.

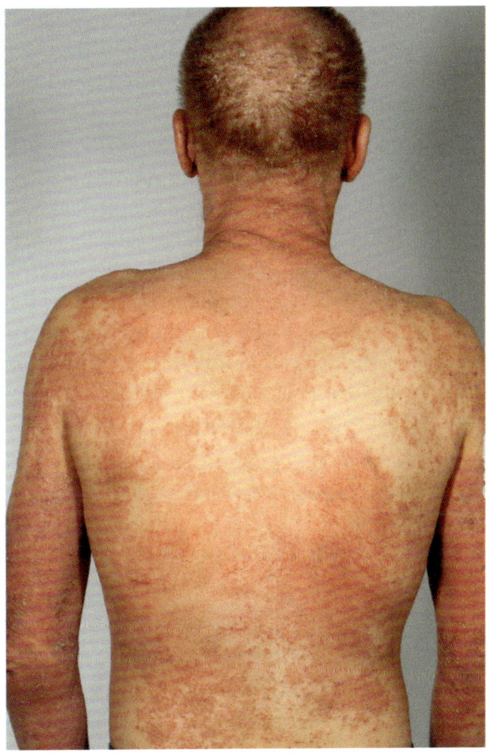

Abb. 2.38: Ausgedehnter Neurodermitisbefall.

2.10. Bewertung des Schweregrades

Die Beurteilung der Schwere der Neurodermitis ist schwierig, da hierbei sowohl objektive als auch subjektive Kriterien berücksichtigt werden müssen. Schweregradeinteilungen sind für die Charakterisierung von Patienten in Studien und zur Beurteilung von Therapieeffekten notwendig. Gegenwärtig werden meist der SCORAD *(Scoring Index of Atopic Dermatitis)* und der EASI *(Eczema Area and Severity Index)* verwendet. Beurteilt werden die betroffene Körperfläche sowie klinische Zeichen wie Rötung, Schwellung, Nässen und Krustenbildung, Exkoriationen (Aufkratzen), Lichenifikation und Trockenheit der Haut. Beim SCORAD gehen die Beurteilungen von Juckreiz und Schlafstörungen durch den Patienten in die Bewertung ein. Analog zur SCORAD-Bewertung durch den Arzt gibt es neu auch eine Schweregradbewertung für Patienten, den PO-SCORAD. Diese findet zur Verlaufsbeurteilung, Therapiekontrolle und in klinischen Studien Einsatz.

Juckreiz lässt sich objektiv nicht messen, daher muss man die Patienten nach ihrem subjektiven Empfinden des Juckreizes befragen und diese Angaben graduieren, zum Beispiel ist eine Einschätzung von 0 bis 10 (0= kein Juckreiz; 10= stärkster bisher erlebter Juckreiz) üblich oder die Stärke soll auf einer 10 cm-Skala eingezeichnet werden. Gebräuchlich ist auch eine abstufende Bewertung von 0 bis 3, was den Angaben kein, milder, mässiger oder starker Juckreiz entspricht.

Langeland und Rajka haben einen Score entwickelt, in den ausser Intensität und Ausmass die Dauer der Symptome eingeht, der also den längerfristigen Verlauf mit beurteilt.

2.11. Komplikationen

Als Komplikationen sind hier in erster Linie ausgedehnte und/oder schwer verlaufende, eine spezielle Therapie erfordernde infektiöse Erkrankungen bei Neurodermitispatienten gemeint.

2.11.1. Virale Infektionen

Molluscum contagiosum (Dellwarze)

Mollusken kommen vor allem im Kindesalter vor, gehäuft bei Kindern mit Ekzemen. Es handelt sich um eine Infektion mit Poxviren. Die Ansteckung erfolgt durch direkten Kontakt oder indirekt, zum Beispiel über Kleidung oder Handtücher. Bevorzugt sind die Gelenkbeugen, die Axillen, Rumpf sowie die Leisten- und Genitalregion betroffen, wo man einzeln stehende, kleine, hautfarbene, halbkugelige Erhabenheiten (Papeln) mit zentraler Eindellung findet. Beim Eröffnen entleert sich eine weisse teigige Masse. Bedingt durch Kratzen und bei gestörter Abwehrfunktion der Neurodermitishaut kommt es leicht zu einer Ausbreitung der Mollusken (☞ Abb. 2.39). Gewöhnlich heilen die Mollusken spontan ab, selten treten entzündliche Veränderungen, Superinfektionen oder gigantisches Wachstum auf.

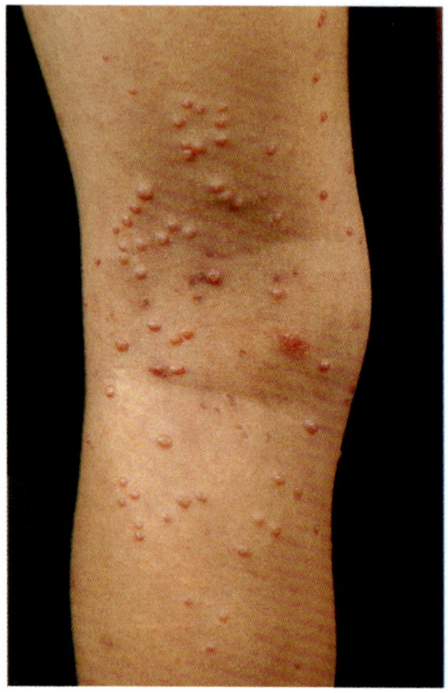

Abb. 2.39: Eczema molluscatum. Dichte Aussaat von Dellwarzen (Mollusken) bei Neurodermitis.

Eczema herpeticatum

Hierbei handelt es sich um eine ausgedehnte Infektion der Haut mit Herpes-simplex-Viren (Typ 1 oder 2) (☞ Abb. 2.40). Meist sind Kinder oder junge Erwachsene betroffen. Es sind in der Regel Patienten, die an einer schweren Neurodermitis leiden. In diesem Zusammenhang wurde eine Assoziation zu Filaggrinmutationen beobachtet. Die Ausdehnung variiert von lokalisierten Herden, bevorzugt an Gesicht, Hals, oberem Rumpf bis hin zu generalisierten Formen. Zu Beginn entstehen auf einzelnen geröteten, ödematösen Herden gruppiert stehende, meist genabelte Bläschen, die zunächst einen klaren Inhalt haben, später aber eintrüben können. Diese Bläschen breiten sich rasch auf grosse Flächen aus. Nach Aufplatzen bilden sich Erosionen (oberflächliche Hautdefekte) mit Krusten. Es besteht die Gefahr einer Superinfektion. Patienten mit Eczema herpeticatum haben einen reduzierten Allgemeinzustand, leiden an Fieber, Kopfschmerzen, Übelkeit und Lymphknotenschwellungen. Es kann zu einem Schub der Neurodermitis kommen. Auf eine Mitbeteiligung des Auges (Keratitis mit Gefahr der Ulzeration) ist zu achten. Bei Erstinfektion mit dem Herpes-simplex-Virus kann es zu schwerwiegenden Verläufen mit Meningoencephalitis (Hirnhaut- und Hirnentzündung) und Befall innerer Organe bis zur Sepsis kommen. Bei Eczema herpeticatum ist eine systemische antivirale Therapie indiziert.

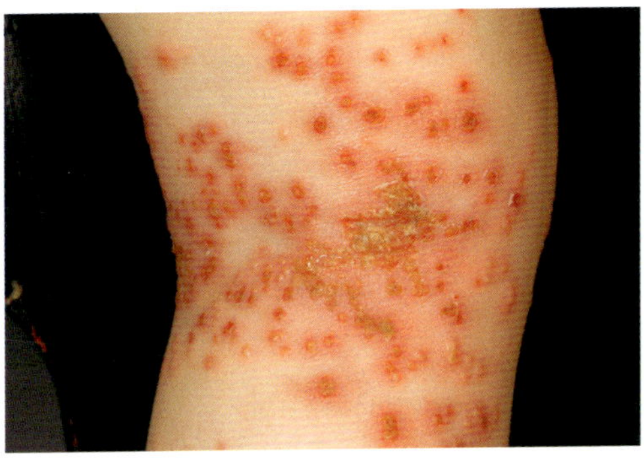

Abb. 2.40: Eczema herpeticatum. Zahlreiche genabelte Bläschen bei Herpes-simplex-Virusinfektion auf neurodermitisbefallener Haut.

2.11.2. Bakterielle Infektionen

Bei einem überwiegenden Anteil der Neurodermitispatienten ist die Haut mit *Staphylococcus aureus* besiedelt (☞ Abb. 2.41-2.42). Eine Infektion der Neurodermitisherde zeigt sich durch starkes Nässen und/oder honiggelbe Krusten. Auch blasenbildende bakterielle Infektionen (bullöse Impetigo) können vorkommen. Seltener werden Pusteln oder Follikulitiden (Haarbalgentzündungen) oder gar Furunkel und Abszesse beobachtet. Infektionen mit anderen Bakterien wie Streptokokken, *Escherichia coli* oder Anaerobiern kommen nur selten vor.

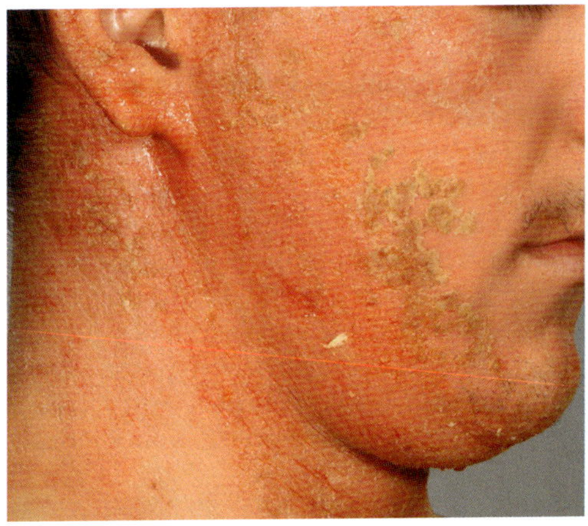

Abb. 2.41: Bakteriell infizierte Neurodermitis (Impetiginisierung).

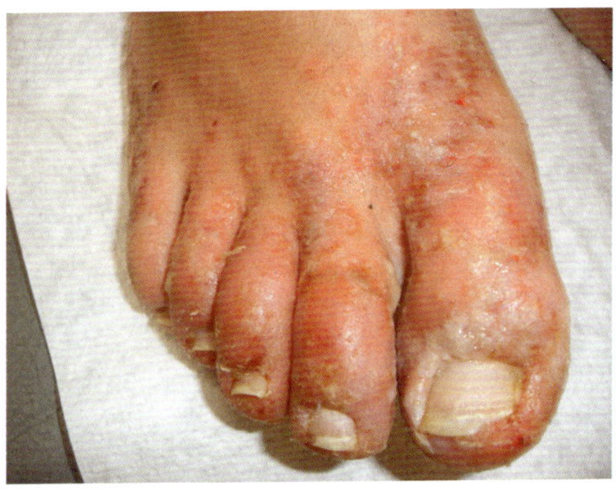

Abb. 2.42: Impetiginisiertes Fussekzem.

2.11.3. Pilzinfektionen

Fusspilz ist eine in der Gesamtbevölkerung sehr häufig vorkommende Erkrankung. Meist sind die Zehenzwischenräume befallen, die Haut ist hier gerötet und verquollen. Ansteckungsgefahr besteht besonders in Barfuss- und Nasszonen. Epidemiologische Studien bei Schulkindern und Rekruten haben gezeigt, dass Atopiker eine besondere Empfänglichkeit gegenüber Hautpilzinfektionen der Füsse mit *Trichophyton rubrum* aufweisen und ein erhöhtes Risiko für langwierige Infektionen besitzen.

2.12. Mit und ohne IgE

Bei der Mehrzahl der Neurodermitispatienten (80 %) lassen sich Antikörper vom Immunglobulin-E-Typ (IgE) gegen Allergene aus der Umwelt wie Pollen, Hausstaubmilben, Tierhaare oder Schimmelpilze im Blut finden. Die übermässige Produktion von IgE-Antikörpern gegen Umweltallergene wird als Atopie bezeichnet. Dieses Krankheitsmerkmal schlägt sich in den Bezeichnungen atopisches Ekzem oder atopische Dermatitis nieder. Ein Teil der Patienten weist allerdings keine solchen IgE-Antikörper auf. Vom klinischen Bild der Neurodermitis unterscheiden sich die Patienten mit oder ohne IgE-Erhöhung nicht voneinander. Nach der neuen Nomenklatur werden unter Neurodermitis/Ekzem die Untergruppen atopisches Ekzem *(atopic eczema)* und nicht-atopisches Ekzem *(non-atopic eczema)* unterschieden (☞ Abb. 1.1). Atopisches Ekzem bezeichnet somit die IgE-vermittelte Form, auch extrinsische *(extrinsic)* Variante genannt. Nicht-atopisches Ekzem steht für die nicht-IgE-vermittelte Form, auch als intrinsische *(intrinsic)* Variante bezeichnet.

Erkrankungen	Bemerkungen
Entzündliche Erkrankungen	
Seborrhoisches Ekzem	Bei Säuglingen, Erwachsenen
Allergisches Kontaktekzem	Lokalisation, zeitlichen Verlauf, Auslöser beachten
Irritatives Kontaktekzem	Befall der Hände, Intertrigines
Gianotti-Crosti-Syndrom	
Psoriasis	Befall der Hände, Füsse, genitoanal
Hypereosinophile Syndrome	Bluteosinophilie
Urtikaria	Akuter Neurodermitisschub
Infektionen	
Skabies (Krätze)	Nächtlicher Juckreiz interdigital
Mykose (Pilzerkrankung: Dermatophyten, Candida albicans)	Atopische Winterfüsse, intertriginöser Befall
Impetigo contagiosa	Impetiginisiertes Ekzem
HIV-assoziierte Dermatitis	
Metabolische Erkrankungen	
Phenylketonurie	
Zinkmangel (Akrodermatitis enteropathica)	
Biotinidasemangel	
Autoimmunerkrankungen	
Bullöses Pemphigoid	Ältere Personen
Lupus erythematodes	Subakuter LE
Pemphigus foliaceus	Erosive, verkrustete Herde
Dermatitis herpetiformis	Aufgekratzte gruppierte Bläschen
Bösartige Erkrankungen	
Langerhanszellhistiozytose	
Kutanes T-Zell-Lymphom (Mycosis fungoides, Sézary-Syndrom)	
Erbkrankheiten	
Netherton-Syndrom	
Hyper-IgE-Syndrom	
Ichthyosen (Verhornungsstörungen)	
Wiskott-Aldrich-Syndrom	

Tab. 2.3: Differenzialdiagnosen.

2.13. Differenzialdiagnosen

In den vorhergehenden Kapiteln haben wir die klinischen Manifestationen und Verläufe dargestellt. Hat man all diese Varianten vor Auge, ergeben sich zahlreiche Differenzialdiagnosen, die von der Neurodermitis abzugrenzen sind. Gerade ungewöhnliche klinische Bilder oder teilweise behandelte Befunde können die Diagnosestellung erschweren. Eine Auswahl von Differenzialdiagnosen ist in Tab. 2.3 aufgeführt. Welche Differenzialdiagnosen in Betracht gezogen werden müssen, hängt vom Alter der Patienten, von der Lokalisation und dem Aussehen der Hautveränderungen, vom klinischen Verlauf und vom Auftreten von Begleitsymptomen ab. Diese Frage muss also für jeden Patienten individuell gelöst werden. Gegebenenfalls sind ausser der klinischen Untersuchung zusätzliche diagnostische Massnahmen, zum Beispiel Gewebeproben zur histologischen Untersuchung, mikrobielle Untersuchungen, Laboruntersuchungen oder allergologische Hauttestungen notwendig.

3. Neurodermitis unter dem Mikroskop

3.1. Histologische Veränderungen

Die histologischen Veränderungen bei der Neurodermitis sind nicht spezifisch. Sie entsprechen jenen, die für ein Ekzem typisch sind (☞ Abb. 3.1). Generell sind die Epidermis (Oberhaut) und die Dermis (Lederhaut) betroffen. Für akut aufgetretene Herde sind die epidermale Spongiose (schwammartige Auflockerung der Oberhaut) und ein dichtes dermales Entzündungsinfiltrat (Entzündungszellen in der Lederhaut) charakteristisch. Die Epidermis ist meist verbreitert (Akanthose). Das Infiltrat besteht überwiegend aus Lymphozyten. Es lassen sich Eosinophile in unterschiedlicher Zahl ausmachen. Im chronischen Stadium ist die Spongiose nur gering ausgeprägt, die Epidermis ist verdickt (akanthotisch) und weist eine verdickte Hornschicht (Hyperkeratose) auf. In der Dermis besteht weiterhin ein Infiltrat von Entzündungszellen, welches allerdings gegenüber dem akuten Stadium geringer ausgeprägt ist. Unter den Entzündungszellen findet man überwiegend Lymphozyten, aber auch Monozyten/Makrophagen und einzelne Eosinophile.

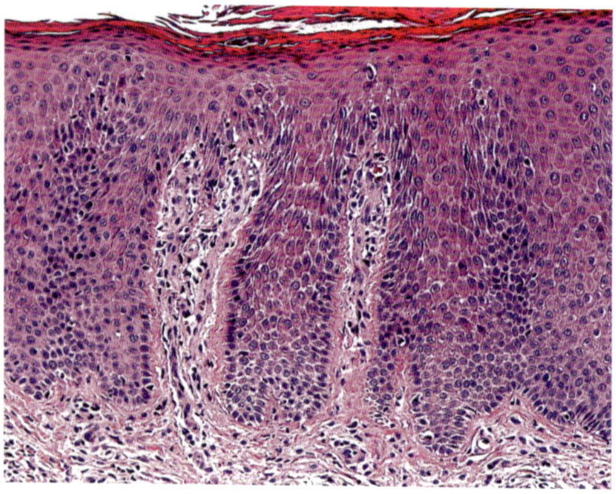

Abb. 3.1: Histologie. Verdickung der Epidermis und der Hornschicht, Spongiose, dichtes entzündliches Infiltrat.

3.2. Charakterisierung des Entzündungsinfiltrates

Mittels spezieller Techniken wie Immunhistochemie oder Immunfluoreszenz lassen sich die Entzündungszellen der Haut genauer charakterisieren. So wird deutlich, dass sich unter den Lymphozyten hauptsächlich T-Zellen und nur wenige B-Zellen befinden. Auch Eosinophile und Monozyten/Makrophagen und dendritische Zellen lassen sich speziell markieren. Doppelfärbetechniken erlauben Aufschlüsse darüber, welche Zytokine (Zellbotenstoff) von diesen Zellen exprimiert werden. Typisch ist der Nachweis von Interleukin (IL) -5 und IL-13.

4. Pathogenese

Wissenschaftlichen Erkenntnissen der letzten Jahre zufolge spielen in der Pathogenese der Neurodermitis Hautbarrierestörungen und immunologische Vorgänge eine Rolle, die beide sowohl von der Genetik als auch der Umwelt bestimmt werden (☞ Abb. 4.1).

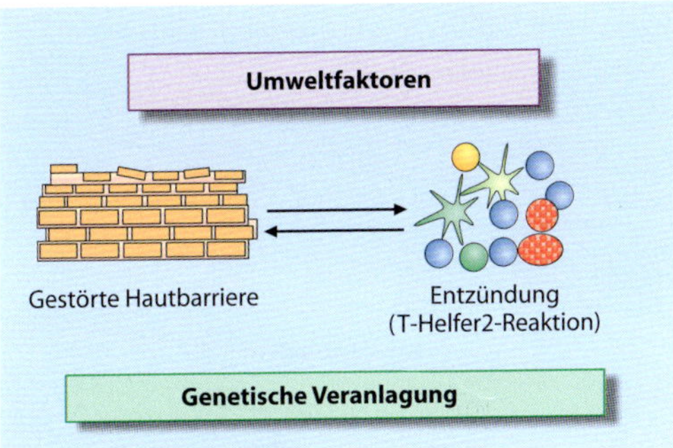

Abb. 4.1: Pathogenese.

4.1. Genetische Aspekte

Aus der Anamnese der Neurodermitispatienten ist bekannt, dass häufig andere Familienmitglieder wie Eltern oder Geschwister ebenfalls an dieser Hauterkrankung und/oder anderen atopischen Erkrankungen wie allergischer Rhinokonjunktivitis und Asthma betroffen sind. Die familiäre Häufung atopischer Erkrankungen stellt ein diagnostisches Hauptkriterium dar (☞ Tab. 2.1).

Bereits im Jahr 1916 wurde berichtet, dass Verwandte von Patienten mit allergischen Erkrankungen ein erhöhtes Risiko besitzen, ebenfalls solche zu entwickeln, und dass die Vererbung nicht den Mendelschen Gesetzen folgt. In Zwillingsstudien wurde die Bedeutung der Vererbung deutlich. Die Konkordanzrate für Neurodermitis ist 80 % bei eineiigen Zwillingen und 20 % bei zweieiigen Zwillingen. Kinder erben allergische Erkrankungen häufiger, wenn die Mutter davon betroffen ist.

Die atopischen Erkrankungen werden heute als multifaktoriell bedingt angesehen, bei denen Ausbruch, Schwere und Verlauf durch genetische und Umweltfaktoren bestimmt werden. Wie oben erwähnt, gibt es keinen direkten Zusammenhang zwischen Genotyp und Phänotyp (Ausprägung) bei der Neurodermitis, sondern es handelt sich um ein genetisch komplexes Geschehen, bei dem der kumulative Effekt mehrerer krankheitsdeterminierender Gene das klinische Bild bestimmt. Es gibt zwei Herangehensweisen, um solche komplexen genetischen Zusammenhänge zu untersuchen: 1. die Analyse von Kandidatgenen und 2. Durchführung genomweiter Kopplungsstudien und positionelles Klonieren von Genen. Bei der Kandidatgenanalyse untersucht man gezielt ein Gen, bei welchem bei veränderter Expression oder Funktion ein Einfluss auf die Erkrankung vermutet wird, nach Sequenzvarianten und deren Häufigkeit bei Erkrankten im Vergleich zu Gesunden. Für die Neurodermitis wurden genetische Varianten (Polymorphismen) für den Zellbotenstoff Interleukin (IL)-4 (Chromosom 14q11) und seinen Rezeptor (5q31), für IL-13 (5q31), Mastzellchymase (14q11), den hochaffinen IgE-Rezeptor (11q13) und RANTES (17) gefunden. Bei der zweiten Strategie werden in Familien in mehreren Generationen Genabschnitte identifiziert, die jeweils von den Betroffenen weiter vererbt wurden. Diese Genabschnitte werden kloniert, und dann auf Sequenzvarianten und auf ihre Funktion hin untersucht. Mittels dieses Verfahrens konnte für Neurodermitis eine Kopplung zu dem Chromosomenabschnitt 3q21 gefunden werden, der ein Kollagen (COL29A1; extrazelluläre Matrix) kodiert, welches vorher nicht bekannt war. Auf den Chromosomen 3 (3p24-22) und 8 (18q21) wurden Abschnitte identifiziert, die mit schwerem Ekzem und IgE-Erhöhung gekoppelt sind. Interessanterweise wurden in einer weiteren Studie Kopplungen zwischen Ekzem und Chromosomenabschnitten gefunden, die bereits aus Studien der Psoriasis (Schuppenflechte) bekannt waren und die Proteine, die bei der epidermalen Differenzierung (Ausreifung der Oberhautzellen) und damit Hautbarrierefunktion eine Rolle spielen, kodieren.

Ekzeme und IgE-Erhöhung sind Manifestationen einiger Erbkrankheiten, deren Vererbungsmodus und Genmutationen bereits bekannt ist. So lag es nahe, Patienten mit Neurodermitis auf diese Mutationen hin zu untersuchen. Die für das Hyper-IgE-Syndrom, Wiskott-Aldrich-Syndrom und Netherton-Syndrom verantwortlichen Mutationen scheinen bei der Neurodermitis keine entscheidende Rolle zu spielen, denn sie wurden entweder nicht oder in geringer Frequenz oder nur in bestimmten Populationen gefunden. Anders dagegen verhält es sich mit der Genmutation, die für die Ichthyosis vulgaris (Fischschuppenkrankheit), eine Verhornungsstörung, die durch eine trockene, fein schuppende Haut und eine Hyperlinearität der Handflächen charakterisiert ist, verantwortlich ist. Diese Mutationen des Filaggrin-Gens, die einen Funktionsverlust zur Folge haben, sind auch mit Neurodermitis assoziiert wie in mehreren Studien gezeigt werden konnte, und wurden insbesondere bei Patienten mit schwerer Erkrankung und solchen mit zahlreichen allergischen Sensibilisierungen gefunden. Filaggrin ist ein für die Barrierefunktion wichtiges Protein. Diese Entdeckung war insofern herausragend, da sie erstmals den Zusammenhang von genetisch bedingten Veränderungen der Hautbarriere und Neurodermitis aufgezeigt hat, während frühere Studien auf Komponenten, die bei der Entzündung eine Rolle spielen, fokussierten. In der Zukunft wird man nun verstärkt nach genetischen Veränderungen von Proteinen, die für die Differenzierung und Funktion der Keratinozyten (Zellen der Oberhaut) verantwortlich sind, suchen.

4.2. Störungen der Barrierefunktion

Die Haut stellt die äussere Abgrenzung des Körpers gegenüber seiner Umwelt dar. Störungen dieser Barrierefunktion können weitreichende Folgen haben, zum Beispiel wenn Mikroben, Irritanzien oder Allergene eindringen und eine Entzündung in der Haut beziehungsweise Sensibilisierung auslösen. Die Barriere wird durch verschiedene Komponenten aufgebaut, in erster Linie ist das der mechanische Schutz, hinzu kommen chemische und immunologische Faktoren an der Hautoberfläche. Auf die immunologische Abwehr werden wir im nächsten Abschnitt eingehen.

Wie ist die mechanische Barriere aufgebaut? Hauptbestandteil ist die Hornschicht (Stratum corneum), die aus Corneozyten, das sind ausdifferenzierte, abgeflachte Keratinozyten (Hautepithelzellen), besteht, die über Verbindungsbrücken (Corneodesmosomen) fest miteinander verankert sind, um Scherkräften standzuhalten. Die Corneozyten sind von einer Lipidlamelle, die sich aus Ceramiden, Cholesterol, Cholesterolestern und Fettsäuren zusammensetzt, umgeben. Man kann sich die Struktur der Hornschicht als Ziegelmauer mit den Corneozyten als Ziegel, der Lipidlamelle als Zement und den Corneodesmosomen als Verankerungsstäbe vorstellen (☞ Abb. 4.2). Die Hornschicht besteht aus etwa 20 Schichten von Corneozyten.

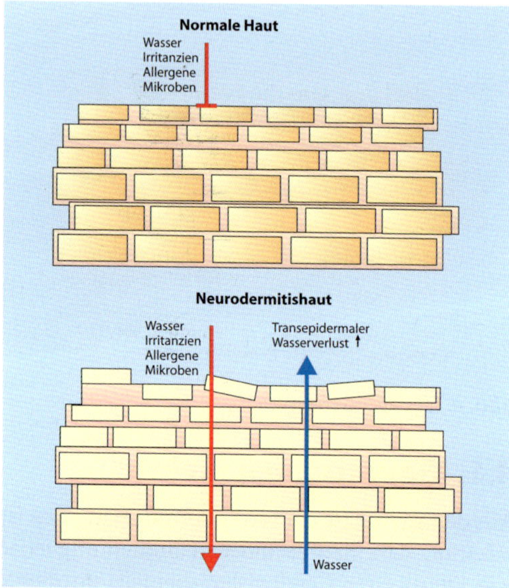

Abb. 4.2: Hautbarriere.

Über den Stellenwert der Barrierefunktionsstörung in der Pathogenese der Neurodermitis ist viel diskutiert worden. Lange wurde angenommen, dass die Barriere als Resultat der ablaufenden Entzündungsreaktion zusammenbricht, also ein sekundäres Phänomen ist. Neue Forschungsergebnisse weisen darauf hin, dass die entzündlichen Reaktionen Folgeerscheinung der strukturellen und funktionellen Veränderungen der Hautbarriere sind (☞ Abb. 4.3). Die zwei Theorien sind unter den Begriffen "*Inside-outside*-Hypothese" und "*Outside-inside*-Hypothese" bekannt.

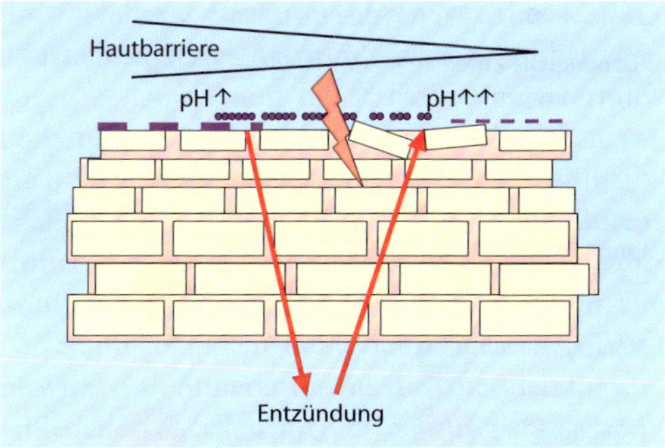

Abb. 4.3: Hautbarriere bei Entzündung.

Die gestörte Hautbarriere bei Neurodermitis ist klinisch als trockene Haut sichtbar und kann mittels Messung des transepidermalen Wasserverlustes (TEWL), der gesteigert ist, objektiviert werden. Welche Veränderungen an der Hautbarriere hat man bisher bei Neurodermitis beobachtet? In der Hornschicht ist der Gehalt an Lipiden durch eine gestörte Produktion und Freisetzung aus den Lamellarbodies vermindert. Durch gestörte Enzymaktivität ist ausserdem die Generierung von Ceramiden herabgesetzt. Für die Abschilferung der Hornzellen an der Oberfläche braucht es Proteasen, die die Verbindungsbrücken zwischen den Zellen, die Corneodesmosomen, spalten. Deren Aktivität wird von Proteaseinhibitoren (Hemmern) gedrosselt. Kommt es zu einer Störung in diesem fein regulierten System, kann dies Barrierestörungen zur Folge haben. So wurde eine Genvariante einer Protease *(Stratum corneum chymotryptic enzyme,* SCCE) gefunden, die über eine verlängerte Halbwertszeit der mRNA eine verstärkte Produktion der Protease bedingt, was in einer übermässigen Abschuppung resultieren kann. Die für das Netherton-Syndrom verantwortliche Genmutation (SPINK5-Gen) eines Proteaseinhibitors (LEKTI) kann auch bei einigen Patienten mit Neurodermitis gefunden werden. Varianten des Gens von Cystin A, einem Proteaseinhibitor, der auch im Schweiss nachgewiesen werden kann, werden bei Neurodermitis beobachtet. Der resultierende erniedrigte Spiegel von Cystin A hat nicht nur eine übermässige Spaltung der Corneodesmosomen mit vorzeitiger Abschuppung der Hornzellen zur Folge, sondern führt zudem zu einem gestörten Abbau exogener Proteasen, die zum Beispiel von Hausstaubmilben auf die Haut gelangen. Filaggrin ist ein Strukturprotein, das als Schablone für den Aufbau des Keratinzytoskeletts der Hornzellen *(Cornified envelope)* dient. Abbauprodukte von Fillagrin haben wasserbindende Eigenschaften *(Natural moisturizing factor).* Mutationen des Filaggrin-Gens, wie sie bei Ichthyosis vulgaris (Fischschuppenkrankheit) gefunden wurden, kommen auch bei Neurodermitispatienten vor. Durch diese Mutationen kann Filaggrin seine Funktionen nicht erfüllen, bildlich ausgedrückt schrumpfen die Hornzellen, und damit ist die Abdichtung der Hautoberfläche nicht mehr gewährleistet.

Eine weitere wichtige Komponente der Hautbarriere stellt der pH-Wert dar. Er wird hauptsächlich durch die Hornzellen geregelt, zum Beispiel durch die Produktion freier Fettsäuren, Elektrolytaustausch und Produkte, die bei ihrer Verhornung anfallen. Zusätzlich spielen exogene Faktoren wie mikrobielle Produkte, freie Fettsäuren im Talg oder Fett- und Milchsäuren im Schweiss eine Rolle. Der normale pH-Wert liegt im sauren Bereich bei Werten um 5,4 bis 5,9 und dient dazu 1. die Besiedlung mit Krankheitserregern zu reduzieren und 2. die Hornschicht zu stabilisieren und die Abschuppung zu regulieren. Ein Anstieg des pH-Wertes kann zur Folge haben, dass die Aktivität von Proteasen zunimmt oder die Lipidlamelle geschädigt wird, was zu einer Störung der Barriere führt.

Für das Zustandekommen einer intakten Hautbarriere sind des Weiteren Faktoren des angeborenen Immunsystems mit verantwortlich. Keratinozyten können mit Hilfe so genannter *Toll-like*-Rezeptoren (TLR) Strukturen von Bakterien, Pilzen oder Viren erkennen und werden dadurch zur Produktion von Abwehrstoffen wie Defensine und Cathelicidine (antimikrobiellen Peptide) angeregt. Die Entzündung, insbesondere die dabei freigesetzten Zytokine wie IL-4, IL-13 und IL-10, führt zu einer verminderten Produktion dieser antimikrobiellen Peptide bei Neurodermitis, was die Anfälligkeit gegenüber Bakterien *(Staphylococcus aureus)* oder Viren (Herpes simplex mit Eczema herpeticatum) erklärt.

6. Triggerfaktoren

Der Verlauf der Neurodermitis, die Häufigkeit von Schüben und die Stärke der Entzündung werden durch zahlreiche innere und äussere Faktoren mit bestimmt (☞ Abb. 6.1). Einige mögliche Trigger werden wir im Folgenden genauer besprechen. Ihr Einfluss auf die Neurodermitis ist nicht immer und bei jedem Patienten gleich und muss individuell ermittelt werden.

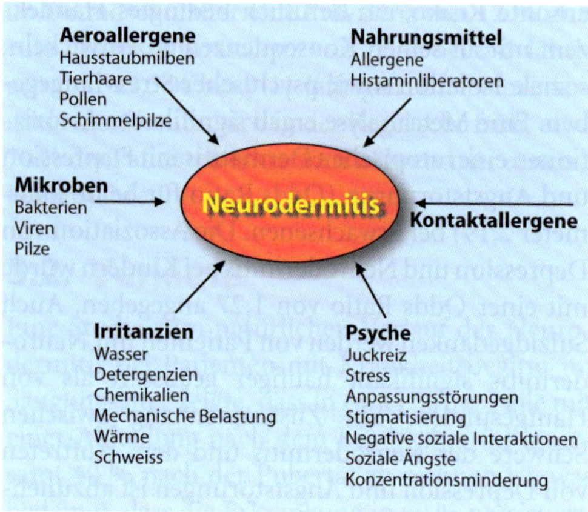

Abb. 6.1: Trigger.

6.1. Aeroallergene

Aeroallergene sind solche, die über die Luft auf die Haut gelangen. Sie sind hauptsächlich als Auslöser des allergischen Schnupfens und Bronchialasthmas bekannt, in diesem Zusammenhang werden sie, da sie eingeatmet werden, auch als Inhalationsallergene bezeichnet. Typische Aeroallergene sind Pollen, Tierhaare und Hausstaubmilben (☞ Abb. 6.1). Manche Patienten berichten, dass sich der Hautbefund während der Pollenflugzeit vor allem an Gesicht und Hals sowie den Armen verschlechtert. Bei einer solchen Krankengeschichte muss man Pollen als mögliche Triggerfaktoren in Erwägung ziehen. Im Frühjahr verursachen meist Birkenpollen, im Sommer Gräser- oder Beifusspollen die Symptome. Auch andere Aeroallergene können Trigger der Neurodermitis sein. Treten nach Kontakt zu Tieren Juckreiz und später ein Ekzemschub auf, so ist an Tierhaare oder -schuppen als Auslöser zu denken. Nach Streicheln oder Schmusen kann der direkte Kontakt zu einem Tier eine Sofortreaktion an der Haut mit Quaddelbildung (Nessel) und Juckreiz hervorrufen. Bei Befall der nicht bedeckten Körperteile, insbesondere Gesicht und Augenlider, können Hausstaubmilben die auslösenden Allergene sein. Orte, an denen sich Hausstaubmilben bevorzugt aufhalten, sind Betten (Matratzen, Kopfkissen), Polstermöbel und Teppiche. Hausstaubmilben, die sich von Hautschuppen und anderem organischen Material ernähren, finden bei hoher Luftfeuchtigkeit (>70 %) und Wärme (>25°C) optimale Lebensbedingungen.

Aufschlüsse über die Rolle dieser Aeroallergene im Zusammenhang mit Neurodermitis können die Hauttests, insbesondere der Atopie-Patchtest geben. Die mit Testpflastern auf die Haut aufgeklebten Allergene rufen bei entsprechender Sensibilisierung des Patienten eine Ekzemreaktion hervor. Forscher konnten in der Haut von Neurodermitispatienten spezifisch auf Allergene reagierende Immunzellen (allergenspezifische T-Zellklone) isolieren.

6.2. Nahrungsmittelallergene

Nahrungsmittelallergien spielen bei einer Untergruppe von Neurodermitispatienten insbesondere bei Säuglingen und Kleinkindern eine Rolle. Unter Nahrungsmittelallergie versteht man eine immunologische Reaktion auf Bestandteile von Nahrungsmitteln. Die allergischen Reaktionen können durch Antikörper (allergenspezifische IgE) oder Zellen (T-Zellen), die Nahrungsmittelbestandteile als Allergen erkennen, vermittelt werden.

Von den Allergien abzugrenzen sind Nahrungsmittelunverträglichkeiten, die nicht-immunologisch bedingt sind, wie Pseudoallergien (allergieähnliche Reaktionen) oder Verdauungsstörungen im Darm bei ungenügendem Abbau bestimmter Nahrungsbestandteile (Enzymdefekte). Beispiele für Pseudoallergien sind die Unverträglichkeit biogener Amine, darunter Histamin, die beim Abbau von Eiweissen und durch Reifungsprozesse entstehen und somit in zahlreichen Nahrungsmitteln wie Käse, Sauerkraut, Rohschinken, Hefeprodukten und Wein vorkommen. Zu den Nahrungsmitteln, die zu einer Freisetzung von Histamin aus den Mastzellen führen, sogenannte Histaminliberatoren, gehören unter anderem Tomaten, Erdbeeren,

Zitrusfrüchte, Meeresfrüchte und Zusatzstoffe wie Glutamat, Benzoate und Sulfite. Das Auftreten von Symptomen ist abhängig von der konsumierten Menge des Pseudoallergens, gegebenenfalls werden kleine Mengen vertragen. Anders bei den Nahrungsmittelallergien, hier können bereits kleinste Mengen die allergische Reaktion auslösen.

Die Symptome einer Nahrungsmittelallergie äussern sich ganz unterschiedlich (☞ Abb. 6.2). An der Haut lassen sich Sofortreaktionen mit rasch auftretenden Rötungen, Quaddeln (Nesselfieber) oder Angioödemen (Schwellung tiefer Hautschichten, meist im Gesicht) beobachten. Manche Patienten berichten über starken Juckreiz, Kratzen und in der Folge einen Ekzemschub. Auch ein Aufflammen der Neurodermitis nach einigen Stunden bis zu zwei Tagen ist möglich. Eine Kombination von frühen und späten Reaktionen kommt vor. Nahrungsmittelallergien können sich auch an anderen Organen manifestieren, zum Beispiel an den Atemwegen (asthmatische Beschwerden, Rhinitis) oder Verdauungstrakt (Durchfall, Blähungen, krampfartige Schmerzen).

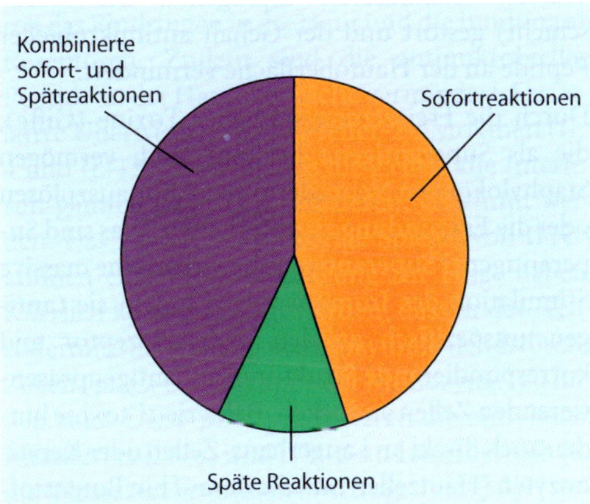

Abb. 6.2: Hautreaktionen auf Nahrungsmittel.

Die Häufigkeit von Nahrungsmittelallergien wird oft überschätzt, bis zu zwei Drittel der Neurodermitispatienten gehen davon aus, dass Nahrungsmittelallergien für ihren Krankheitsverlauf eine Rolle spielen. Selbst in der wissenschaftlichen Literatur schwanken die Angaben von 20 bis 80 %. Unter den Neurodermitispatienten findet man Nahrungsmittelallergien am häufigsten bei den Säuglingen (☞ Tab. 6.1). Das Risiko einer Nahrungsmittelallergie steigt mit der Schwere der Erkrankung. Bei Säuglingen mit schwerer Neurodermitis lassen sich IgE-Antikörper gegen Kuhmilch in bis zu 30 % und gegen Hühnerei in mehr als 50 % feststellen. Man muss davon ausgehen, dass von den kleinen, stark mit Neurodermitis betroffenen Patienten 25-30 % zusätzlich eine Nahrungsmittelallergie entwickeln. Wichtig ist, Nahrungsmittelallergien exakt zu diagnostizieren, damit den Kindern nicht unnötige oder falsche Diäten verordnet werden. Liegt eine nachgewiesene Nahrungsmittelallergie vor, muss das auslösende Allergen konsequent und lang dauernd gemieden werden, das bedeutet eine Auslassdiät (Eliminationsdiät) ist einzuhalten. Es ist ratsam, solche Diäten mit dem Kinderarzt, Allergologen und/oder Ernährungswissenschaftler abzusprechen, damit die Ersatznahrungsmittel tatsächlich allergenfrei und ernährungsphysiologisch dem Alter und den Bedürfnissen des Kindes angepasst sind und später keine Mangelerscheinungen auftreten. Das ist besonders dann wichtig, wenn eine Allergie auf Kuhmilch vorliegt. In diesen Fällen müssen allergenfreie, voll hydrolysierte Milchpräparate zum Einsatz kommen. Eine Umstellung auf Ziegen- oder Schafsmilch ist meist nicht adäquat. Wird das Allergen gemieden, so besteht in der Altersgruppe der Kinder die Chance, dass sich eine Toleranz entwickelt, sich die Allergie zurückbildet und das Nahrungsmittel, zum Beispiel Kuhmilch später wieder vertragen wird. Die häufigsten Nahrungsmittelallergene im Kindesalter sind Kuhmilch und Hühnerei, als weitaus seltenere sind Weizen, Erdnuss, Soja und Fisch zu nennen.

Bei erwachsenen Patienten spielen Nahrungsmittelallergien im Zusammenhang mit der Neurodermitis seltener eine Rolle, man kann von 5-10 % ausgehen (☞ Tab. 6.1). Als verantwortliche Allergene sind hier vor allem die pollenassoziierten Nahrungsmittel wie Früchte, Nüsse und Gemüse zu nennen. Verantwortlich sind so genannte Kreuzallergien (☞ Tab. 6.2). Zu einer bereits bestehenden Pollenallergie kommt eine Nahrungsmittelallergie hinzu. Grund dafür ist, dass die Allergie auslösenden Strukturen sowohl in Pollen als auch in Nahrungsmitteln anzutreffen sind und von kreuzreagierenden IgE-Antikörpern erkannt werden können. Bei Patienten mit Neurodermitis wurden ausserdem gegen Nahrungsmittel gerichtete T-Zellen in der Haut nachgewiesen. Wie oben erwähnt, treten an der Haut Juckreiz, Rötungen oder Ekzeme auf. Weitere und häufiger anzutref-

Irritanz	Alternativen, Schutzmassnahmen
Chemisch	
Seife	• Syndets • rückfettende Dusch- und Badezusätze
Waschmittel	• zusätzlicher Spülgang
Weichspüler	• Essig
Spülmittel	• Handschuhe
Reinigungsmittel	• Handschuhe
Pflanzen	• Handschuhe
Wasser	• Händewaschen und Duschen reduzieren • Hautschutzpräparate
Säuren, Laugen, Lösungsmittel	• Handschuhe entsprechend Arbeitsschutzvorschriften
Mechanisch	
Wolle, raue Fasern	• Baumwolle
Raue Nähte	• Unterwäsche, T-Shirt mit Naht nach aussen tragen
Textilschilder	• abtrennen
Handwerkertätigkeiten	• Handschuhe • Hautschutzpräparate
Schmutz	• keine Sandseifen • Syndets • spezialreinigende Waschgele je nach Verschmutzungsart

Tab. 6.3: Irritative Faktoren.

Hautschutzmassnahmen können der Einwirkung irritativer Faktoren entgegen wirken. Bei Feuchtarbeiten sind konsequent Handschuhe zu tragen. Bei längerem Tragen können unter die Gummihandschuhe noch Baumwollhandschuhe gezogen werden, um Schweissbildung zu vermeiden. Bei der Anwendung von Chemikalien ist darauf zu achten, dass diese die Handschuhe nicht penetrieren. Hautschutzpräparate (zum Beispiel Cremes, Schäume auf Silikonbasis) bieten einen zusätzlichen Schutz vor Irritanzien.

Die von den meisten Neurodermitispatienten geklagte Wollunverträglichkeit beruht auf der mechanischen Irritation der Haut durch die Fasern. Auch Schwitzen ist oft ein Triggerfaktor. Deshalb sollten Temperatur und Luftfeuchtigkeit in den Wohn- und Arbeitsräumen relativ niedrig gehalten werden. Für die Kleidung eignen sich leichte, weiche, atmungsaktive Materialien. Pflanzen können durch den Gehalt an irritativen Substanzen oder durch ihre Oberflächenbeschaffenheit die Haut reizen.

6.5. Kontaktallergene

Allgemein scheint die Häufigkeit von Kontaktallergien bei Neurodermitispatienten nicht erhöht zu sein. Sollte es nach Anwendung von Präparaten zur äusserlichen Anwendung (Externa mit oder ohne Wirkstoffe, Pflegepräparate) zur Verschlechterung des Hautbefundes kommen, so ist an eine mögliche Kontaktallergie zu denken (☞ Abb. 6.3). Das gilt sowohl für Kinder als auch Erwachsene. Bei Handekzemen können sich sekundär Kontaktallergien zum Beispiel auf Berufsstoffe aufpfropfen. In Externa enthaltene Grundstoffe wie Lanolin (Wollwachsalkohole), Konservierungsstoffe, Emulgatoren können Kontaktallergien auslösen. Auch Pflanzeninhaltsstoffe, unter anderem solche der Korbblütler, sind als potenzielle Allergene bekannt, sie bedingen bei sensibilisierten Patienten Unverträglichkeitsreaktionen auf Kamille, Arnika oder Ringelblumen, die gern als Hausmittel bei Hautentzündungen angewendet werden. Duftstoffe sind nicht selten Auslöser von Kontaktallergien. Bufexamac, eine antientzündlich wirkende Substanz, hat eine hohe allergieauslösende Potenz und wurde in den meisten europäischen Ländern vom Markt genommen. Antibiotika wirken bei äusserlicher Anwendung häufig sensibilisierend, sie sollten nicht äusserlich angewendet werden. Kontaktallergien auf Kortikosteroide kommen vor, sind allerdings relativ selten.

Bei den Kontaktallergien handelt es sich um Spättypreaktionen, das heisst die Hautreaktionen entwickeln sich erst nach etwa 1 bis 2 (-3) Tagen. Besteht der Verdacht auf eine Kontaktallergie, muss der verantwortliche Stoff gemieden werden. Zur Testung von Kontaktallergenen steht der Pflastertest (Epikutantest) zur Verfügung.

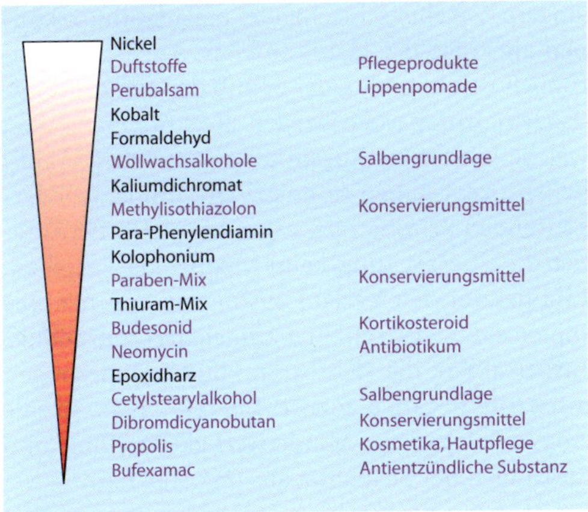

Abb. 6.3: Kontaktallergene.

6.6. Psychische Faktoren: Vulnerabilitäts-Stress-Modell

Aus heutiger Sicht stellt das Vulnerabilitäts-Stress-Modell psychischer Faktoren bei Hautkrankheiten das umfassendste Konzept dar, um die Auslösung und Entwicklung von körperlichen Krankheiten durch psychologische Faktoren zu erklären (☞ Abb. 6.4). Es geht davon aus, dass emotionale Belastungen (Stress) und andere Faktoren die Entstehung oder den Verlauf von Krankheiten beeinflussen, wenn eine genetisch verankerte Disposition hierzu besteht.

Viele Neurodermitiker haben kurz vor Beginn eines Schubes ein belastendes Lebensereignis erlebt. In klinischen Studien liess sich bei einem Drittel der Patienten eine stressgetriggerte Auslösung der Neurodermitis nachweisen. Die grösste Studie fand nach dem grossen Erdbeben 1995 im japanischen Kobe statt. Dort war die Krankheit bei 38 % der befragten Neurodermitispatienten aus der Erdbebenregion erneut aufgeflammt. Dagegen hatten nur 7 % der Kontrollgruppenteilnehmer aus den verschonten Gebieten einen neuen Krankheitsschub .

Mehrere Studien weisen einen Zusammenhang zwischen Stress einerseits und der Exazerbation von atopischen Entzündungsreaktionen andererseits über das Vorliegen einer psychoneuroimmunologischen Dysregulation nach (☞ Abb. 6.5).

Dabei kommen einer stressinduzierten Veränderung im Phänotyp der T-Helfer-Zellen durch eine Beeinträchtigung der Stressreaktivität der Hypothalamus-Hypophysen-Nebennierenrinden-Achse (HPA-Achse) zentrale Bedeutung zu. Die entstehenden T-Helfer-Typ-2-Zellen aktivieren vermehrt die B-Zellen, die Eosinophilen und die von Neuropeptiden zusätzlich beeinflussten Mastzellen in der Haut, was die allergische Entzündungsreaktion verstärkt. Daneben führt Stress zu einer Verschlechterung der Barrierefunktion der Haut.

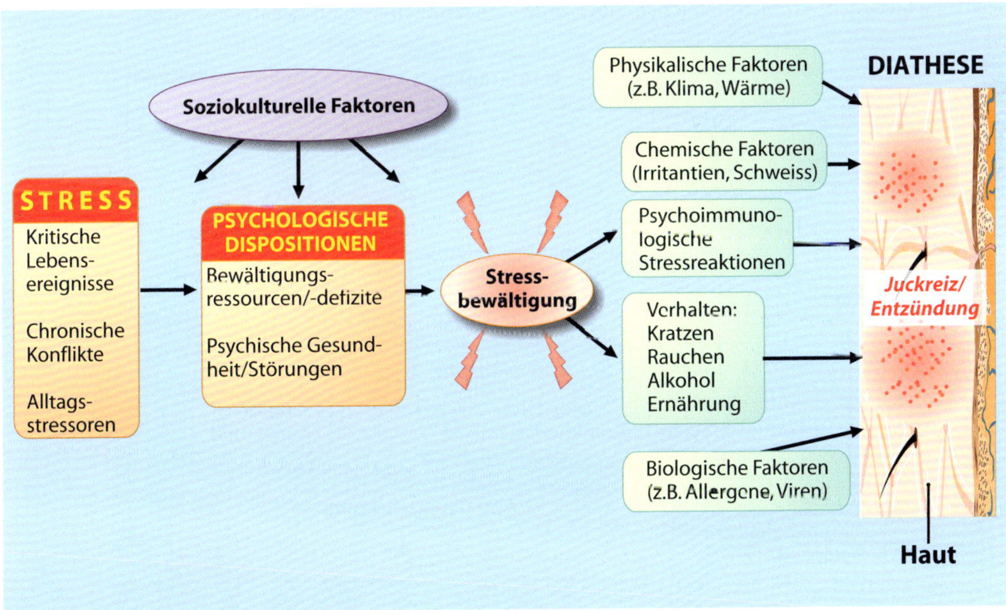

Abb. 6.4: Vulnerabilitäts-Stress-Modell: Psychologische Faktoren bei Hautkrankheiten (Stangier 2002).

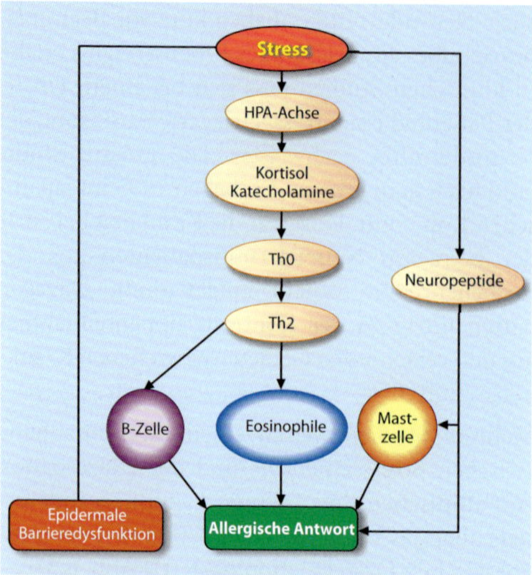

Abb. 6.5: Auswirkungen von Stress auf die atopische Dermatitis (Arndt, Smith et al. 2008).

6.7. Anpassungsstörungen

Das Modell von Stangier (2002) zur Entstehung von Anpassungsstörungen als Folge misslungener Krankheitsbewältigung verdeutlicht die unterschiedlichen Problemfelder, welche Menschen mit einer Hautkrankheit wie der Neurodermitis aufgrund des Juckreizes und der sichtbaren Hautsymptome betreffen. Gelingt die Bewältigung in den verschiedenen Problembereichen über eine längere Zeit eher schlecht oder maladaptiv, so können als Folge der Hautkrankheit Anpassungsstörungen resultieren. Jeder Schub der Neurodermitis geht mit psychosozialen Reaktionen einher, welche wiederum Auswirkungen auf den Krankheitsprozess haben können. Die immer wiederkehrenden Schübe verfestigen bei vielen Betroffenen die Überzeugung, keine Möglichkeit zu haben, Einfluss auf den Verlauf ausüben zu können. Sie fühlen sich der Krankheit ausgeliefert und hilflos. Insbesondere die sichtbaren Hautveränderungen lösen oft negative soziale Interaktionen, soziale Ängste, körperliche Minderwertigkeitsgefühle und Störungen der Sexualität aus (☞ Abb. 6.6).

Nächtlicher Juckreiz kann die Schlafqualität und -quantität negativ beeinflussen und in der Folge tagsüber zu Konzentrationsschwäche, Müdigkeit, Leistungsabbau und anderen Auswirkungen in sozialen und beruflichen Bereiche führen.

Vor allem Betroffene mit ausgeprägter Neurodermitis leben mit einem von ihnen möglicherweise kaum wahrgenommenen erhöhten vegetativen Angst- und Anspannungsniveau. Dies widerspiegelt sich in neuroimmunologischen Veränderungen, welche den Hautzustand verschlechtern und die Schwelle der Juckreizwahrnehmung senken. Es ist dann indiziert, ausgeprägte Anpassungsstörungen medikamentös und gegebenenfalls psychotherapeutisch mit zu behandeln, da sie sich auf den Krankheitsverlauf negativ auswirken.

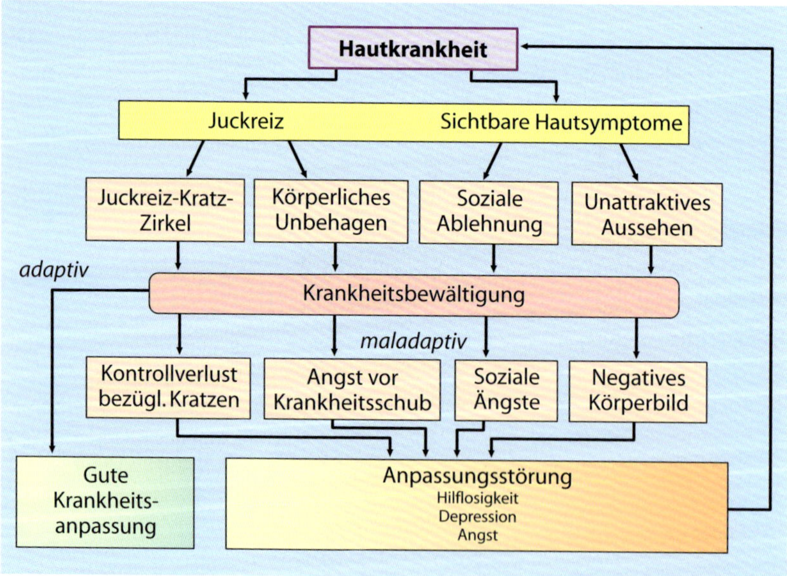

Abb. 6.6: Modell zur Entstehung von Anpassungsstörungen bei Hautkrankheiten (nach Stangier 2002).

7. Diagnostische Verfahren

Die Diagnose Neurodermitis wird klinisch gestellt. Wie eingangs erwähnt, ist kein Parameter bekannt, der als eindeutiges diagnostisches Kriterium verwendet werden kann. Die nachfolgend beschriebenen diagnostischen Tests wendet man an, um die Diagnose Neurodermitis zu untermauern und um Triggerfaktoren zu identifizieren.

7.1. Labortests

Gesamt-IgE-Spiegel

Die Messung des totalen IgE-Antikörperspiegels im Blut wird veranlasst, um eine Aussage zum Atopiestatus des Patienten treffen zu können. Sie sollte jedoch durch die Bestimmung spezifischer IgE gegen Umweltallergene ergänzt werden, denn erhöhte IgE-Werte treten auch im Zusammenhang mit anderen Erkrankungen, also unabhängig von Atopie auf. Der obere Grenzwert ist abhängig von der Methode, in der Regel gelten Gesamt-IgE-Werte über 70-100 kU/l als erhöht. Bei Kindern gibt es altersabhängige Normwerte. Um IgE-Antikörper gegen Umweltallergene zu suchen, wird meist ein Mix von mehreren Allergenen verwendet. Der Test von Allergenmixen macht zudem Sinn, wenn man Aufschluss über mögliche IgE-vermittelte Reaktionen auf bestimmte Gruppen von Allergenen wie Nahrungsmittel, Tierhaare, Pollen oder Schimmelpilze haben möchte.

Allergen-spezifische IgE

Gegen spezifische Allergene gerichtete IgE-Antikörper lassen sich im Blut nachweisen. Solche Bestimmungen werden angewandt, wenn ein Allergen genau identifiziert werden muss, zum Beispiel vor einer spezifischen Immuntherapie (Hyposensibilisierung) oder vor aufwändigen Karenzmassnahmen wie einer Auslassdiät.

Allergen-Microarray

Mit dieser neuen Technologie, bei der zahlreiche Allergene auf einen Mikrochip (Allergen-Microarray) aufgebracht sind, lässt sich simultan das Vorhandensein spezifischer IgE-Antikörper gegen ein grosses Panel von Allergenen bestimmen. Der Vorteil dieser Methode ist, dass nur eine kleine Menge Blut gebraucht wird. Es lassen sich sehr gut IgE gegen kreuzreagierende Allergene feststellen. Diese Methode gibt Auskunft über die Sensibilisierung des Patienten gegenüber einem oder mehreren Allergenen, jedoch kann wie bei der herkömmlichen Bestimmung spezifischer IgE keine Aussage über die klinische Relevanz gemacht werden.

Eosinophilenzahl

Bei Patienten mit atopischen Erkrankungen einschliesslich Neurodermitis findet sich häufig eine relative und auch absolute Erhöhung der eosinophilen Granulozyten (Untergruppe der weissen Blutkörperchen) im Blut, die meist mit der Krankheitsaktivität korreliert. Das *Eosinophilic cationic protein* (ECP) wird von den Eosinophilen freigesetzt, es lässt sich also bei Vermehrung und Aktivierung der Eosinophilen nachweisen und kann ebenso im Blut gemessen werden.

TARC *(Thymus and activation-regulated chemokine)* -Serumspiegel

Dieser Parameter korreliert mit der Krankheitsaktivität der Neurodermitis, das wurde in Studien gezeigt. In der Routinediagnostik wird TARC bisher nicht als Aktivitätsparameter gemessen.

7.2. Hauttests

Hauttests sind geeignet, die Sensibilisierung einer Person gegenüber Allergenen festzustellen. Eine Reaktion auf ein Allergen wird direkt auf der Haut abgelesen. Man unterscheidet Soforttypreaktionen, die mit Pricktest oder Reibtest ermittelt werden, von Spättypreaktionen, die mittels Epikutantest oder Atopie-Patchtest getestet werden. Die Hauttests bieten den Vorteil, dass man eine recht grosse Anzahl von Allergenen gleichzeitig testen kann. Voraussetzung für die Durchführung der Hauttests ist eine erscheinungsfreie Haut im Testareal. Ausserdem muss beachtet werden, dass Medikamente, gerade solche, die zur Behandlung der Neurodermitis oder anderer atopischer Erkrankungen verabreicht werden, die Reaktionsfähigkeit der Haut beeinflussen und Testreaktionen unterdrücken können.

Pricktest *(Skin prick test,* SPT)

Mit diesem Test werden Soforttypreaktionen getestet. Bindet ein Allergen an IgE auf der Oberfläche von Mastzellen, werden diese aktiviert und setzen Mediatoren, vor allem Histamin, frei, was zu einer sofortigen Reaktion an der Haut (Nessel,

Quaddel) führt. Die Auswahl der zu testenden Allergene richtet sich nach der klinischen Fragestellung. Bei Patienten mit Neurodermitis ist es sinnvoll, mögliche Triggerfaktoren wie Hausstaubmilben, Tierhaare, Pollen, Schimmelpilze oder Nahrungsmittel zu testen (☞ Tab. 7.1).

Standard	
Hausstaubmilben	• *Dermatophagoides pteronyssinus* • *Dermatophagoides farinae*
Tierhaare	• Katzenepithelien • Hundehaare • Pferdehaare
Pollen	• Gräser • Birke, Hasel, Erle, Esche • Beifuss
Schimmelpilze	• *Aspergillus fumigatus* • *Penicillium notatum*
Nahrungsmittel	
Milch	• Milcheiweiss • Casein
Hühnerei	• Eiweiss
Nüsse	• Haselnuss • Walnuss
Obst	• Apfel
Gemüse	• Karotte • Sellerie
Getreide	• Weizen • Roggen
Hülsenfrüchte	• Soja • Erdnuss

Tab. 7.1: Pricktest: Auswahl von Allergenen, die Triggerfaktoren der Neurodermitis sein können.

Der Pricktest wird in der Regel an der Innenseite der Unterarme, alternativ auch am Rücken durchgeführt. Die Allergenextrakte werden auf die Haut getropft, anschliessend wird die Haut in diesem Bereich mit einer Lanzette angeritzt (geprickt, ☞ Abb. 7.1). Bei einer positiven Reaktion zeigt sich nach einigen Minuten eine Quaddel mit zentralem Ödem und umgebender Rötung. Die Ablesung erfolgt nach 15-20 Minuten. Wichtig ist, dass jeweils eine positive (Histamin) und eine negative (physiologische Kochsalzlösung) Kontrolle mit getestet werden, um falsch negative Reaktionen (bedingt durch Medikamente wie Antihistaminika) oder falsch positive Reaktionen (bei urtikariellem Dermographismus) auszuschliessen. Eine positive Reaktion im Pricktest sagt etwas über die prinzipielle Bereitschaft einer Person auf ein Allergen zu reagieren aus, gibt also eine Sensibilisierung an. In einem weiteren Schritt muss herausgefunden werden, ob das Allergen relevant ist, das heisst ursächlich die Hauterscheinungen und/oder Symptome an anderen Organen wie Atemwegen oder Magen-Darm-Trakt bedingt oder verschlechtert, denn dann ist es sinnvoll und notwendig, das Allergen zukünftig zu meiden (Allergenkarenz). Es besteht aber durchaus die Möglichkeit, dass eine positive Pricktestreaktion für einen Patienten aktuell nicht relevant ist und sich somit keine Konsequenzen ergeben. Anhand der Grösse einer positiven Testreaktion lässt sich meist nicht auf die Stärke der allergischen Reaktion schliessen.

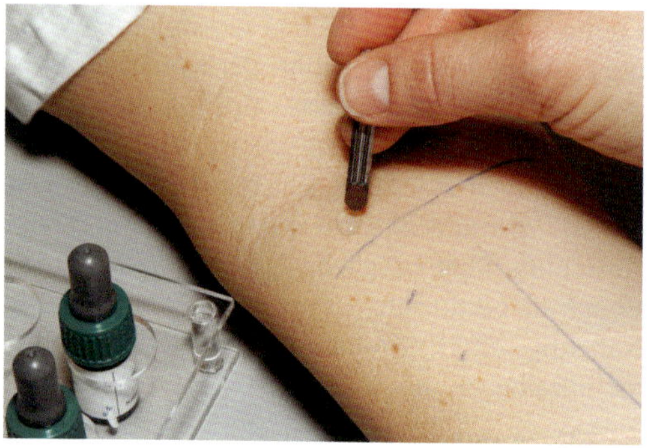

Abb. 7.1: Pricktest. Die Allergenextrakte werden auf den Unterarm getropft, die Haut wird dort mit einer Lanzette leicht angestochen.

Reibtest

Durch Reiben eines Allergens sollen kleine Bestandteile in die Haut gebracht werden, die dann dort eine allergische Reaktion auslösen können. Verwendet wird er für die Testung von Materialien, für die keine geeigneten Extrakte verfügbar sind. Zum Beispiel lassen sich Tierhaare oder Nahrungsmittel, die der Patient mitbringt, auf diese Art testen.

Pflastertest (Patchtest, Epikutantest, EKT)

Der Pflastertest wird angewendet, wenn der Verdacht auf eine Kontaktallergie besteht, um die auslösende Substanz zu ermitteln. Häufige Kontaktallergene sind die Metalle Nickel und Kobalt sowie

Duftstoffe. Im Zusammenhang mit Neurodermitis muss an Kontaktallergien auf Salbeninhaltsstoffe oder Konservierungsmittel gedacht werden, wenn es zu einer Verschlechterung der Hautsymptome unter Therapieanwendung kommt. Zur Testung stehen Reihen von Einzelsubstanzen zur Verfügung (☞ Tab. 7.2).

- Standardreihe
- Salbengrundlagen und Emulgatoren
- Konservierungsstoffe
- Kortikosteroide
- Pflanzeninhaltsstoffe
- Antibiotika, Antiseptika
- Lokaltherapeutika, die angewendet wurden

Tab. 7.2: Epikutantest: Substanzreihen, die bei Verdacht auf eine Kontaktallergie auf Lokaltherapeutika bei Neurodermitispatienten getestet werden sollten.

Auch vom Patienten mitgebrachte Materialien, zum Beispiel medizinische Cremes oder Salben und Kosmetika, können getestet werden. Die Testsubstanzen werden in kleinen Testkammern auf die Haut, meist am Rücken, aufgeklebt und verbleiben dort für (1 bis) 2 Tage (☞ Abb. 7.2).

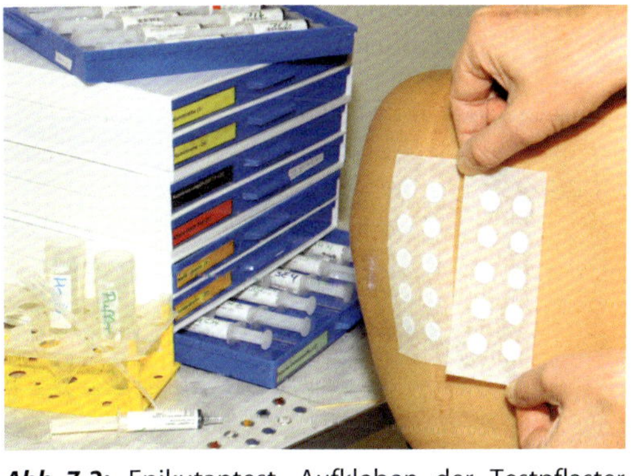

Abb. 7.2: Epikutantest. Aufkleben der Testpflaster auf den Rücken.

Bei positiver Reaktion entsteht eine erhabene Rötung mit/ohne Bläschen, die einem akuten Kontaktekzem im Testareal entspricht. Die Ablesungen erfolgen am Tag 3 und 4, gegebenenfalls zusätzlich an den Tagen 5 und 7. Für positiv getestete Substanzen muss die klinische Relevanz beurteilt werden: spielt das Kontaktallergen eine ursächliche Rolle für das Auftreten oder die Verschlechterung des Ekzems. Manchmal ist der Zusammenhang einfach herzustellen, zum Beispiel bei akuten Ekzemen nach Tragen von Modeschmuck (Nickelallergie) oder nach Anwendung eines Arnikaumschlages (Korbblütlerallergie). Bei Sensibilisierungen gegen Konservierungsmittel ist es notwendig, die gesamte Liste der Inhaltsstoffe der Lokaltherapeutika oder Kosmetika durchzusehen. Der Patient muss darüber aufgeklärt werden, wie er den Allergenkontakt zukünftig meiden kann. Er bekommt ausserdem einen Allergiepass ausgestellt.

Atopie-Patchtest (APT)

Dieser Test wurde speziell für Neurodermitispatienten entwickelt. Im APT werden Aeroallergene wie Hausstaubmilben, Tierhaare und Pollen in Testkammern auf die Haut aufgeklebt, wo sie für 2 Tage verbleiben. Wie beim Pflastertest (EKT) erfolgen die Ablesungen an den Tagen 3 und 4 (☞ Abb. 7.3). Somit lässt sich ermitteln, ob und welche Aeroallergene Triggerfaktoren der Neurodermitis sind (☞ Tab. 7.3).

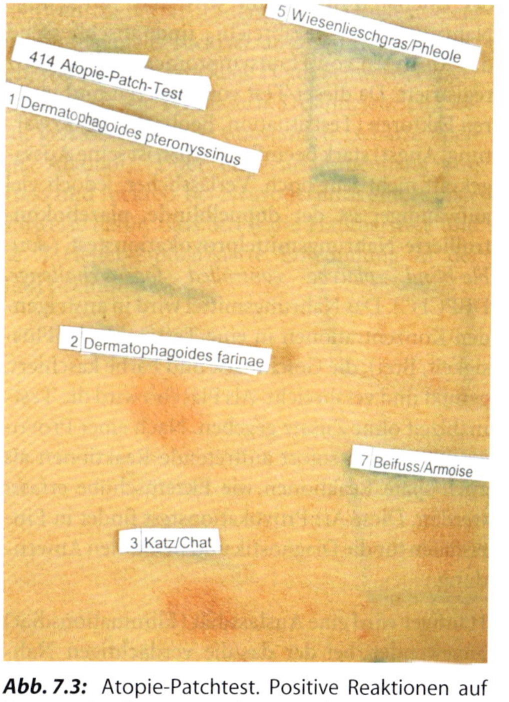

Abb. 7.3: Atopie-Patchtest. Positive Reaktionen auf Hausstaubmilben, Katzenhaare und Beifusspollen.

Angestrebter Effekt		
Zielzelle/Organ	Wirkung	Klinischer Effekt
Immunzellen	• Zellvermehrung ↓ • Mediatorproduktion ↓ • Einwanderung in Gewebe ↓ • Absterben von Entzündungszellen	• antiproliferativ • antiallergisch • antientzündlich • juckreizmindernd • immunsuppressiv
Gefässzellen	• Endothelien	• Permeabilität ↓
Oberhautzellen	• Zellvermehrung ↓ • Ausreifung normalisert	• Hautverdickung ↓ • Rekonstitution der Hautbarriere

Nebenwirkung	
Gewebe/Organsystem	Wirkung
Immunsystem	• Infektanfälligkeit
Haut	• Atrophie (Verdünnung) • Steroidpurpura (kleine Blutungen) • Striae • Pigmentverschiebungen • Steroidakne • Teleangiektasien • Hypertrichose
Knochen	• Osteoporose
Muskeln	• Schmerzen
Stoffwechsel	• Blutzucker ↑ • Gewicht ↑ • Ödeme
Herz-Kreislauf	• Blutdruck ↑
Hypothalamus-Hypophysen-Achse	• Suppression (Unterdrückung)
Magen-Darm-Trakt	• Ulzera (Geschwüre) • Fettleber
Augen	• Katarakt (Grauer Star/Linsentrübung) • Glaukom (Grüner Star)
ZNS	• Psychose

Tab. 10.2: Wirkungen und Nebenwirkungen der Kortikosteroidtherapie bei Neurodermitis.

tiert. Der Behandlungseffekt setzt schnell ein. Als potenzielle Nebenwirkungen sind Blutdruckanstieg (arterielle Hypertonie) und Nierenfunktionsstörungen (renale Toxizität) zu beachten. Die erforderliche Dosierung ist mit 2,5 bis 5 mg/kg Körpergewicht pro Tag angegeben und beträgt im Durchschnitt 3 mg/kg und richtet sich nach der Wirkung und Verträglichkeit. Ein Therapiezyklus beträgt etwa 3-4 Monate. Nach ausreichender Besserung des Hautbefundes sollte die Ciclosporindosis über mindestens einen Monat schrittweise reduziert werden, bevor die Behandlung gestoppt wird, um einer rasch auftretenden Verschlechterung nach Absetzen vorzubeugen. Eine Dauertherapie wird nicht empfohlen.

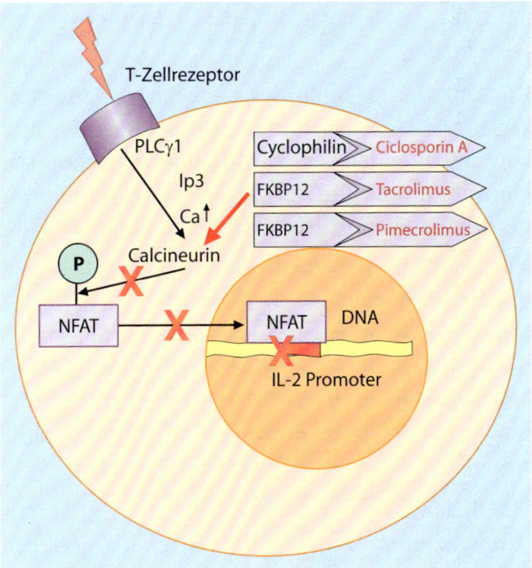

Abb. 10.3: Wirkungsweise der Calcineurininhibitoren.

10.4.3. Mycophenolatmofetil

Mycophenolatmofetil ist ein Immunsuppressivum und wird primär in der Transplantationsmedizin verwendet. Es ist ein Prodrug, das heisst erst durch Metabolisierung im Darm entsteht die aktive Substanz Mycophenolensäure. Mycophenolensäure hemmt ein Enzym, die Inosin-Monophosphat-Dehydrogenase (IMPDH), das für die Synthese von DNA- und RNA-Bausteinen (Guanosinnukleotide) gebraucht wird. Dieses Enzym ist in Lymphozyten sehr aktiv. Eine Hemmung hat folglich eine Funktionsminderung der B- als auch der T-Zellen zur Folge. Mycophenolatmofetil wird bei Neurodermitis in einer Dosierung von 1-2 g pro Tag (2 mal 0,5-1 g) verabreicht. Die Beobachtungen zur Wirksamkeit basieren auf kleineren Fallstudien. Bisher gibt es keine grösseren kontrollierten Studien, die die Wirksamkeit bei Neurodermitis evaluieren. Mycophenolatmofetil ist in der Regel gut verträglich. Als häufigste Nebenwirkungen werden gastrointestinale Beschwerden wie Übelkeit, Erbrechen und Durchfall beobachtet.

10.4.4. Methotrexat

Methotrexat wird in der Dermatologie als Immunsuppressivum vor allem zur Behandlung der Schuppenflechte eingesetzt, ist jedoch auch bei anderen chronischen Hauterkrankungen wirksam. Es handelt sich um ein Analogon der Folsäure und hemmt Enzyme, die für den Folsäurestoffwechsel und damit für die Synthese von Pyrimidin- und Purinnukleotiden, die für die DNA- und RNA-Synthese gebraucht werden, wichtig sind. Als weitere Wirkmechanismen werden eine verminderte Chemotaxis und Produktion proentzündlicher Zytokine sowie der Zelltod von Lymphozyten beschrieben. Spezielle Dosierungsanweisungen für die Neurodermitis gibt es nicht, in der Regel wird nach dem Schema der Schuppenflechte behandelt. Meist wird Methotrexat einmal wöchentlich als Injektion unter die Haut (subkutan) appliziert, es kann allerdings auch als Tabletten (oral) verabreicht werden. Die Anfangsdosis liegt meist bei 10-20 mg pro Woche. Die Wirkung tritt erst nach 1-2 Monaten ein, dann sollte die Dosierung angepasst werden. Methotrexat hat sich in der Therapie der schweren Neurodermitis bei Kindern bewährt.

10.4.5. Azathioprin

Azathioprin, ein synthetisches Purinanalogon, wirkt immunsuppressiv und wird in der Dermatologie als steroidsparendes Medikament eingesetzt, insbesondere zur Behandlung von Autoimmunerkrankungen. Es hemmt die Purinsynthese und folglich die Synthese von DNA und RNA. Diese werden aber für eine ausreichende Funktion von B- und T-Zellen als auch antigenpräsentierenden Zellen benötigt. Die tägliche Dosis beträgt 50-300 mg. Ein klinischer Effekt wird meist erst nach 1-2 Monaten beobachtet. Gemäss der publizierten Studien zeigt Azathioprin eine gute Wirksamkeit bei schweren Formen der Neurodermitis. Azathioprin gilt als relativ sicheres und gut verträgliches Medikament. Nebenwirkungen, die zu einem Therapieabbruch zwingen können, sind eine Panzytopenie (verminderte Zahl aller Blutzellen), schwere Überempfindlichkeitsreaktionen (Hypersensitivität) oder Leberfunktionsstörungen.

10.4.6. Immunmodulation mit Interferon-γ und intravenösen Immunglobulinen (IVIg)

Zum Einsatz hoch dosierter intravenöser Immunglobuline (IVIg) bei Neurodermitis existieren nur wenige, meist Pilotstudien. Wiederholte Infusionen führten zu einer deutlichen Besserung bei Patienten mit schwerer Neurodermitis. Wissenschaftliche Untersuchungen zu den IVIg zeigen, dass die aus einem Pool von über tausend Spenderplasmen hergestellten Präparate, eine immunmodulierende und antientzündliche Wirkung besitzen.

10.4.7. Alitretinoin

Alitretinoin ist ein Retinoid, welches an beide Rezeptoren, RAR und RXR, bindet und damit sowohl antientzündliche als auch antiproliferative Wirkungen erzielt. Es ist für die Behandlung schwerer chronischer Handekzeme zugelassen und kann als Therapieoption des atopischen Handekzems erwogen werden.

Eine grosse Studie mit über 1.000 Patienten mit chronischem Handekzem, welches nicht auf die üblichen Therapiemassnahmen ansprach, zeigte eine deutliche klinische Besserung bei 75 % der mit Alitretinoin behandelten Patienten. Die Analyse von 6 Patienten mit Neurodermitis, bei denen das Handekzem im Vordergrund stand und die mit Alitretinoin behandelt wurden, zeigte eine Besserung des Hautbefundes sowohl an den Händen als auch an den übrigen Körperstellen.

Vor und unter der Therapie mit Alitretinoin sollten die Leber- und Schilddrüsenfunktion sowie der Fettstoffwechsel überprüft werden. Als häufigste Nebenwirkung werden Kopfschmerzen während der ersten Behandlungswoche angegeben. Wie auch die anderen Retinoide ist Alitretinoin teratogen, das heisst bei Frauen im gebährfähigen Alter muss vor, während und nach der Therapie ein sicherer Konzeptionsschutz erfolgen. Studien zum Einsatz bei Kindern und Jugendlichen liegen nicht vor.

10.5. Biologika

Biologika sind rekombinant hergestellte Proteine, die durch biologische Prozesse produziert und seit einigen Jahren erfolgreich in der Behandlung entzündlicher Erkrankungen eingesetzt werden. Ihre Struktur leitet sich von in der Natur vorkommenden Antikörpern oder Rezeptoragonisten (Fusionsproteine) ab. Sie können Oberflächenmoleküle auf Zellen oder Zellmediatoren gezielt binden und damit deren Funktion beeinflussen. Sie werden eingesetzt, um Zellen zahlenmässig zu reduzieren, ihre Aktivität zu unterdrücken oder ihre Mediatoren zu inaktivieren.

10.5.1. Bisherige Erfahrungen mit Biologika

Rituximab, ein Antikörper, der gegen CD20 auf B-Zellen gerichtet ist, führte zu einer raschen und lang anhaltenden (bis 6 Monate) Besserung der Hautsymptome und Abnahme des Juckreizes in einer Pilotstudie mit sechs Patienten.

Alefacept, das die Aktivierung der T-Zellen und deren Zahl hemmt, zeigte bei wöchentlicher Gabe über 12 Wochen einen deutlichen Therapieeffekt, der nach ca. 6-8 Wochen einsetzte und der noch bis 3 Monate nach Therapieende anhielt. Einige Patienten konnten die lokale Kortikosteroidtherapie stoppen.

Die Behandlung mit einem Anti-IL-5-Antikörper (Mepolizumab) zeigte einen nur relativ geringen Effekt, allerdings waren Therapie- und Beobachtungszeit sehr kurz angesetzt.

Patienten, die mit dem Anti-IgE-Antikörper Omalizumab wegen eines Asthma bronchiale behandelt werden, profitieren bei gleichzeitig vorliegender Neurodermitis auch betreffend des Hautbefundes. Neue doppelblinde, placebokontrollierte Studien zeigten keine überzeugende Wirkung von Omalizumab auf den Hautbefund, obwohl im Blut die Hemmung von IgE gezeigt werden konnte.

Anti-TNF-alpha-Behandlungen wurden bereits erfolgreich bei schwerer Neurodermitis eingesetzt, allerdings lassen sich unter dieser Therapie bei anderen Indikationen ekzemartige Hautveränderungen als Nebenwirkungen beobachten.

10.5.2. Blockade des IL-4/IL-13-Rezeptors

Dupilumab ist ein humaner monoklonaler Antikörper, der gegen die gemeinsame alpha-Kette des IL-4/IL-13-Rezeptors gerichtet ist. IL-4 und insbesondere IL-13 gelten als Schlüsselzytokine in der Pathogenese der Neurodermitis. Blockiert man ihre Wirkung, so hat dies einen immensen antientzündlichen Effekt. Das belegen die bisherigen Studien, die eine Reduktion des Schweregrades um 50 % (EASI-50) bei 70 % der behandelten Patienten nach 4 Wochen und bei 85 % nach 12 Wochen zeigen. Parallel zur Besserung der Hautsymptome nimmt der Juckreiz signifikant ab, verbessert sich der Schlaf und die krankheitsbezogene Lebensqualität (*Dermatology Life Quality Index*, 5-dimension 3-level EuroQol) und verringern sich Symptome von Angst und Depression. Dupilumab besitzt ein ausgezeichnetes Sicherheitsprofil, an wesentlichen Nebenwirkungen wurden starke Lokalreaktionen an der Injektionsstelle sowie Konjunktivitiden (Augenbindehautentzündungen) berichtet.

Dupilumab ist zur Behandlung der moderaten bis schweren Neurodermitis zugelassen. Dupilumab wird initial in einer Dosis von 600 mg subkutan (unter die Haut) gespritzt und weiter alle 2 Wochen in einer Dosis von 300 mg subkutan verabreicht. Nach Instruktion kann der Patient die Injektionen selbst vornehmen. Auch wenn die Entzündungszeichen und der Juckreiz rasch und drastisch zurückgehen, sollten die mit Dupilumab behandelten Patienten zu einer Fortsetzung der rückfettenden Basispflege angehalten werden. Dupilumab kann mit topischen Kortikosteroiden (TCS) kombiniert werden. Unter dieser Kombinationstherapie liessen sich EASI-75-Werte bei bis zu 69 % nach 16 Wochen und 65 % nach 52 Wochen erzielen. Bei dieser 1-jährigen Behandlung waren ein konstantes Ansprechen auf die Kombinationstherapie von Dupilumab mit TCS, eine Abnahme der Zahl der Neurodermitisschübe und damit eine hervorragende Langzeitkontrolle der Neurodermitis bei gleichbleibend gutem Sicherheitsprofil zu verzeichnen. Die im klinischen Alltag beobachtete Wirksamkeit bestätigt jene in klinischen Studien beobachtete.

10.6. Januskinase (JAK)-Inhibitoren

Diese neue Therapie mit kleinen Molekülen verfolgt das Ziel, die Weiterleitung der Signale innerhalb der Entzündungszellen zu hemmen. Bei entzündlichen Erkrankungen spielt der JAK/STAT-Signaltransduktionsweg eine wichtige Rolle. Zur Familie der Januskinasen (JAK) gehören JAK1, 2 und 3 sowie die Tyrosinkinase (Tyk) 2. Bindet ein Zytokin an den entsprechenden Zelloberflächenrezeptor, so kommt es zu einer Konformationsänderung seines zytoplasmatischen Anteils und damit Phosphorylierung von JAK. Infolge dessen wird STAT phosphoryliert und zum Zellkern transloziert, um dort eine Auf- oder Abregulation der Transkription von Genen zu bewirken. Die JAK-Inhibitoren zeigen eine schnelle Wirkung. Ihr Vorteil ist, dass sie als Tabletten verabreicht werden können. Was das Sicherheitsprofil angeht, muss vor allem auf Infektionen, z.B. ausgedehnte Herpesinfektionen und Herpes Zoster, geachtet werden. Vor und unter Therapie sind regelmässige Laborkontrollen einschliesslich Blutbild, Leberenzyme, Infektstatus notwendig.

10.6.1. Baricitinib

Baricitinib, das die Januskinasen JAK1 und JAK2 hemmt, ist der erste JAK-Inhibitor, der zur Behandlung der moderaten bis schweren Neurodermitis zugelassen wurde. Die Phase 3-Studien zeigten ein schnelles Ansprechen der Neurodermitis. Eine Abnahme des Schweregrades um 75 % nach 16 Wochen wurde bei alleiniger Gabe von Baricitinib bei 25 % der Patienten beobachtet, bei zusätzlicher äusserlicher Anwendung von Kortison bei 36 %.

10.6.2. Upadacitinib

Upadacitinib, das dosisabhängig vor allem JAK 1 hemmt, wurde erfolgreich in Phase 3-Studien getestet. Nach 16 Wochen wurde eine Abnahme des Schweregrades EASI-75 bei über 70 % der Patienten erreicht. Parallel dazu nahm auch der Juckreiz ab.

10.6.3. Abrocitinib

Abrocitinib hemmt vor allem JAK1. Nach 12 Wochen Behandlung wurde ein signifikant besseres Abschneiden in den Abrocitinib-Gruppen gegenüber Plazebo verzeichnet mit einer Schweregradreduktion EASI-75 bei 61 % der Patienten in der 200 mg- und bei 44,5 % der Patienten in der 100 mg-Abrocitinib-Gruppe im Vergleich zu 10,4 % in der Plazebo-Gruppe.

10.7. Antimikrobielle Therapie

Nässende und verkrustende Läsionen, periaurikuläre Fissuren und oberflächliche Pusteln sind klinisch sichtbare Zeichen einer sekundären Infektion mit *Staphylococcus aureus*, was auch als Impetiginisierung bezeichnet wird. Lokale oder systemische Antibiotika können die Impetiginisierung vermindern, haben jedoch nur adjuvanten Charakter und sind zur Monotherapie des atopischen Ekzems nicht geeignet. Kombinationstherapien aus lokalen Antibiotika oder Antiseptika mit lokalen Steroiden haben sich jedoch auch beim Ekzem ohne klinisch sichtbare Zeichen einer Impetiginisierung gegenüber einer Monotherapie mit lokalen Steroiden als vorteilhaft erwiesen. Dies mag ein Hinweis auf die pathogene Rolle von bakteriellen Superantigenen auf das Entzündungsgeschehen beim atopischen Ekzem sein.

In der Praxis wird die antibiotische oder antiseptische Lokaltherapie komplementär zur antientzündlichen Lokalherapie durchgeführt, entweder als Kombinationstherapie oder in alternierender Anwendung (z.B. morgens antimikrobiell, abends Kortikosteroid). Die Kolonisation mit *Staphylococcus aureus* verringert sich parallel zur Restitution der Hautbarriere unter antiinflammatorischer Behandlung selbst ohne antibiotische Zusatztherapie. Die Problematik der Resistenzbildung unter langdauernder Antibiotikatherapie, sowie das Risiko von Kontaktallergien sprechen daher eher für einen Einsatz von Antibiotika und Antiseptika in der Akutphase des Ekzems, nicht jedoch als Erhaltungstherapie.

Da auch Hefepilze wie *Malassezia* die Neurodermitis triggern können, was besonders bei Befall der Kopf- und Nackenregion angenommen wird *(Head and neck dermatitis)*, sind Antimykotika mitunter indiziert. Einfach ist die lokale Anwendung als Shampoo. In Einzelfällen kann eine systemische Therapie notwendig sein.

10.8. Behandlungsstufen

Die Behandlung der Neurodermitis richtet sich nach dem Hautzustand, der betroffenen Region, dem Verlauf, dem Alter, dem früheren Ansprechen auf Medikamente, den subjektiven Beschwerden wie auch äusseren Bedingungen. Es gibt deshalb nicht *die* Neurodermitistherapie. Die Behandlung muss bei jedem Patienten über die Zeit angepasst werden und sie ist von Patient zu Patient sehr verschieden (☞ Abb. 10.4).

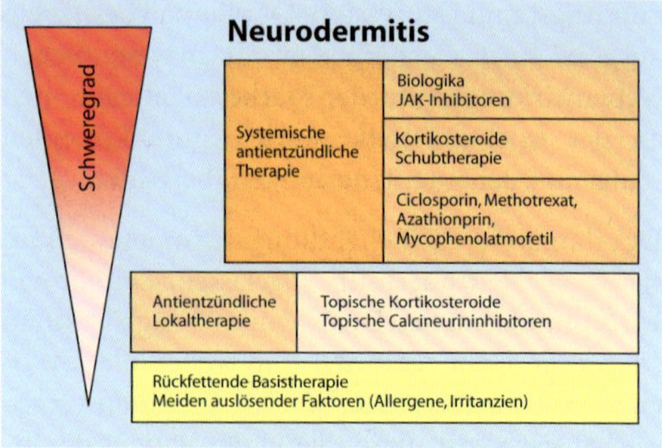

Abb. 10.4: Stufentherapie.

> Eine rückfettende Basistherapie (Corneotherapie) ist immer, selbst in Phasen der Erscheinungsfreiheit oder sehr geringer Krankheitsaktivität, notwendig.

Mit einer proaktiven Therapie, also der zweimal wöchentlichen Anwendung eines topischen Kortikosteroids oder Calcineurininhibitors in rezidivierend befallenen Regionen, lässt sich die Zahl der Krankheitsschübe verringern.

Bei leichten Hautveränderungen mit Rötung, Schuppung, geringer Schwellung begleitet von Juckreiz, können topische Calcineurininhibitoren (Pimecrolimus) oder ein mildes Kortikosteroid (Klasse 1 oder 2) hilfreich sein. Bei mässigen bis schweren Exazerbationen ist die Therapie mit Kortikosteroiden der Klasse 3, kurzfristig auch Klasse 4, und/oder topischen Calcineurininhibitoren (Tacrolimus) angezeigt. Auch eine UV-Bestrahlung kann in Erwägung gezogen werden. Nur wenn diese Massnahmen nicht ausreichen, muss eine systemische Therapie evaluiert werden.

Neurodermitispatienten sollen lernen, welche Therapien in den einzelnen Krankheitsstadien anzuwenden sind. Ihre eigenen positiven Erfahrungen bei der Behandlung eines akuten Schubes helfen ihnen dabei. Ein Neurodermitisschub, der sich meist mit Juckreiz, Rötungen, Schwellungen der Haut bemerkbar macht, sollte von Anfang an behandelt und in seiner Schwere eingedämmt werden (☞ Abb. 10.5). In erster Linie kommen topische Kortikosteroide und/oder Calcineurininhibitoren zur Anwendung. Die Therapie kann mit Kortikosteroiden begonnen und dann mit Calcineurininhibitoren fortgesetzt werden. Kortikosteroide als Monotherapie sollten nach erzielter Wirkung schrittweise abgesetzt werden. Möglich ist auch, ausschliesslich Calcineurininhibitoren anzuwenden.

Bei den meisten Patienten ist eine Lokaltherapie ausreichend. Sollte eine Kontrolle der Hauterscheinungen und des Juckreizes trotz richtiger Anwendung der Lokaltherapie nicht möglich sein, muss eine systemische Therapie etabliert werden. Dazu eignen sich die herkömmlichen antientzündlichen Therapien, z.B. Ciclosporin. Meist in einem 2. Schritt verabreicht, kommen die neueren Therapien mit Biologika wie Dupilumab und JAK-Inhibitoren um Einsatz.

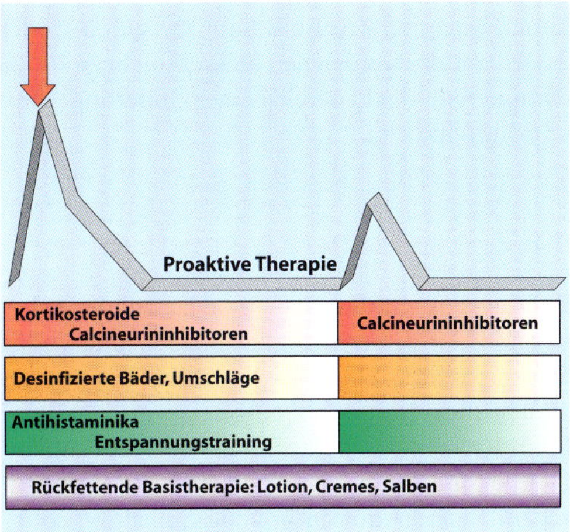

Abb. 10.5: Therapie.

10.9. Neue Therapien

Mit der Anwendung neuer Technologien wie Proteomics und Transcriptomics, wird unser Wissen um die Krankheitsentstehung der Neurodermitis umfangreicher. Damit werden neue Mediatoren identifiziert, die eine Rolle spielen, und sich somit als therapeutischer Angriffspunkt eignen. Im Folgenden werden wir einige Beispiele nennen und Studienresultate, soweit vorliegend, aufführen.

Der Zellbotenstoff IL-13 gilt als Schlüsselzytokin in der Krankheitsentstehung der Neurodermitis. Inzwischen wurden zwei Biologika entwickelt, die IL-13 direkt hemmen sollen. Tralokinumab und Lebrikizumab sind Antikörper gegen IL-13 und werden subkutan verabreicht. Unter Tralokinumab war nach 16 Wochen bei zusätzlich erlaubter Anwendung lokaler Kortikosteroide ein Therapieansprechen bei ca. 90 % der Patienten zu verzeichnen. Eine Besserung des Schweregrades auf EASI-75 wurde bei 56 % der Patientenerreicht. Dieser Effekt war auch bei Fortsetzung der Therapie über 32 Wochen zu beobachten. In Phase II-Studien waren die unter Lebrikizumab ausgewiesenen Effekte dosisabhängig und vielversprechend, so dass eine Fortsetzung der klinischen Erprobung geplant ist.

IL-22 spielt in der chronischen Phase der Neurodermitis eine Rolle. Unter seinem Einfluss kommt es zu einer Verdickung und Reifestörung der Keratinozyten, was sich klinisch als Lichenifikation und Hautverdickung bemerkbar macht. Die Anwendung eines Antikörpers gegen IL-22, Fezakinumab, brachte bei Patienten mit schwerer Neurodermitis eine Besserung. Solche Patienten, die vor Therapie mit Fezakinumab eine hohe *IL-22*-Genexpression in der Haut aufwiesen, profitierten von der Therapie am meisten. Diese Ergebnisse sind als ein Schritt in Richtung einer personalisierten Behandlungsstrategie zu werten.

Die Hemmung von TSLP (*Thymic stromal lymphopoietin*), ein Zellbotenstoff, der von den Epidermiszellen produziert wird und die Entzündung anstösst bzw. verstärkt, ist ein weiterer therapeutischer Ansatzpunkt. In einer Phase II-Studie war unter einer Therapie mit Tezepelumab, ein Antikörper gegen TSLP, in Kombination mit topischen Kortikosteroiden ein Vorteil gegenüber Plazebo zu verzeichnen.

In einer *Proof-of-concept*-Studie an 12 Patienten mit Neurodermitis wurde ein Antikörper gegen IL-33, ebenfalls ein Zytokin, das von den Epidermiszellen freigesetzt wird und die Entzündung stimuliert, getestet. Einen Monat nach einer einzigen Injektion zeigten 83 % eine Besserung des Schweregrades um 50 % (EASI-50) und 33 % um 75% (EASI-75).

IL-31 spielt eine wesentliche Rolle bei der Juckreizentstehung. Es wird von Entzündungszellen freigesetzt und stimuliert sensible Nerven in der Haut. Tatsächlich lässt sich mit einer Blockade des IL-31 Rezeptors mittels eines Antikörpers, Nemolizumab, eine schnelle und effektive Reduktion des Juckreizes als auch eine Besserung des Hautbefundes bei Neurodermitispatienten erreichen.

11. Juckreizmanagement

11.1. Antihistaminika

Antihistaminika werden häufig gegen den Juckreiz bei Neurodermitis verschrieben. Doch bisher fehlen grosse, plazebokontrollierte Studien, die ihre Wirksamkeit belegen. Aus den Ausführungen zur Entstehung des Juckreizes wird klar, dass die Blockierung der Histaminwirkung allein den Juckreiz nicht vollständig unterdrücken kann, da neben dem Histamin zahlreiche andere Mediatoren freigesetzt werden, die den Juckreiz mit verursachen. Deshalb erscheint es sinnvoll, Antihistaminika in Kombination mit einer antientzündlichen Therapie zu verschreiben. Anders ist es bei der saisonalen allergischen Rhinitis (Heuschnupfen), hier reichen oft Antihistaminika als Monotherapie aus. Bei den Antihistaminika unterscheidet man solche der 1. und 2. Generation. Antihistaminika der 1. Generation binden sehr stark an den Histaminrezeptor, haben jedoch als Nebeneffekt eine sedierende Wirkung, das heisst sie machen müde und schläfrig und beeinträchtigen die Aufmerksamkeit. Da sie jedoch die Schlafqualität beeinträchtigen, wird davon abgeraten, Antihistaminika der 1. Generation bei Neurodermitispatienten einzusetzen. Zu beachten ist, dass Patienten, die Antihistaminika der 1. Generation einnehmen, kein Fahrzeug führen und nicht an Maschinen mit beweglichen Teilen arbeiten dürfen. Die Antihistaminika der 2. Generation sind nicht/gering sedativ. Für einige Substanzen wurde ausserdem ein hemmender Effekt auf Entzündungszellen und deren Mediatoren nachgewiesen. In den wenigen bisher publizierten Studien wurde überwiegend ein teils positiver Effekt bei Neurodermitis ermittelt, der direkt oder indirekt durch eine sedierende Wirkung bei relativ hohen Dosierungen vermittelt sein kann.

> Generell wird der Einsatz der Antihistaminika zur Juckreizlinderung bei Neurodermitis nicht mehr empfohlen. Einige Patienten scheinen jedoch von Antihistaminika zu profitieren, so dass ihr Einsatz in diesen Fällen gerechtfertigt ist.

Antihistaminika werden in der Regel sehr gut vertragen. Sie sollten gezielt und differenziert eingesetzt werden. Während bei Patienten mit nächtlichem Juckreiz kurzfristig ein sedierendes Antihistaminikum (1. Generation), zum Beispiel Hydroxycin, indiziert sein kann, profitieren Patienten tagsüber eher von einem nicht-sedierenden Antihistaminikum (Levo-)Cetirizin, (Des-)Loratadin). Bei Kindern hat sich Dimetinden bewährt, das als Tropfen auch schon im Säuglingsalter eingesetzt werden kann. Fexofenadine kann bei Juckreiz am Tag und/oder in der Nacht gegeben werden. Die lokale Anwendung von Antihistaminika hat bis auf die Kühlung durch das Gel keine Wirkung. Systemische Antihistaminika, egal ob 1. oder 2. Generation, werden den Juckreiz nicht zu 100 % eliminieren, doch bereits eine Linderung kann sehr hilfreich sein.

11.2. Topische Anwendungen

Polidocanol, eine Substanz aus der Gruppe der Lokalanästhetika, besitzt einen juckreizmildernden Effekt. Polidocanolhaltige Lotionen können bei akuten Juckreizattacken eingesetzt werden, dabei kommt neben der Wirksubstanz noch der kühlende Effekt des Präparates zum Tragen. Bei chronischem Juckreiz dürfen polidocanolhaltige Lotionen und Cremes grossflächig und im Rahmen der rückfettenden Basistherapie zum Einsatz kommen. Auch Waschlotionen, die Polidocanol enthalten, sind geeignet. Menthol wird gern zur Juckreizlinderung verwendet. Die erfrischende Kühle wird meist als sehr angenehm empfunden. Allerdings kann es auch zu Hautreizungen führen. Von der Anwendung alkoholischer Präparate wird abgeraten, da sie zwar einen kühlenden Effekt besitzen, aber die Haut sehr austrocknen. Geeignet dagegen sind fett-feuchte Verbände oder Umschläge. Topische Kortikoide wie auch Calcineurininhibitoren (Tacrolimus, Pimecrolimus) unterdrücken den Juckreiz sehr gut. UV-Bestrahlungen werden bei verschiedenen Hauterkrankungen erfolgreich gegen den begleitenden Juckreiz eingesetzt und helfen auch bei Neurodermitis. Capsaicin ist ein aus der Pfefferschote gewonnenes Alkaloid, das auf der Haut ein heftiges Brennen bis Schmerzen sowie Rötung auslöst. Wiederholt angewendet hat Capsaicin einen dämpfenden Effekt auf der Haut. Es kann auf kleinen Stellen wie Juckknötchen angewendet werden, allerdings tolerieren es nicht alle Patienten.

11.3. Physikalische Massnahmen

Die meisten Patienten haben bereits ihre eigenen Erfahrungen gemacht. Häufig hilft ein Kältereiz den starken Juckreiz zu unterdrücken. Die juckende Hautstelle kann kurz unter kaltes Wasser gehalten werden, sollte nach dem Abtrocknen jedoch sofort eingefettet werden. Eiswürfel oder Eisbeutel nie direkt auf die Haut legen, sondern in ein Tuch einwickeln. Auch dabei ist eine Anwendung für nur wenige Minuten zu empfehlen, da es sonst zu einer reaktiven Gefässerweiterung kommt, die den Juckreiz verstärkt. Wärmeanwendungen wie heisses Duschen sind aus gleichem Grund nicht zu empfehlen. Eine Hautpflegelotion griffbereit im Kühlschrank kann bei Juckreiz rasch kühlende und pflegende Hilfe bringen. Kratzen muss auf alle Fälle verhindert werden. Scharfe Fingernägel, Bürsten oder Stricknadeln sind von der juckenden Haut fern zu halten. Streicheln, Klopfen oder leichtes Kneifen der Haut helfen gegebenenfalls bei einer Juckreizattacke. Hilfreich kann der Einsatz eines Kratzklötzchens (☞ Abb. 15.4) sein.

11.4. Neue Therapieansätze

Wie bereits im vorigen Kapitel erwähnt, kommt dem Zellbotenstoff IL-31 eine besondere Bedeutung bei der Juckreizentstehung bei Neurodermitis zu. Es gilt als das Bindeglied zwischen der in der Haut ablaufenden Entzündung und Juckreiz. IL-31 wird hauptsächlich von T-Zellen, aber auch von dendritischen Zellen, Eosinophilen, Mastzellen und ekkrinen Schweissdrüsen produziert. Der IL-31-Rezeptor wurde auf Neuronen der Haut, insbesondere auf den dünnen Nervenfasern der hinteren Wurzel, dendritischen Zellen, Basophilen, Makrophagen sowie Keratinozyten nachgewiesen. Bindet IL-31 an seinen Rezeptor, wird der JAK/STAT-Signaltransduktionsweg aktiviert. An den sensiblen Nerven löst IL-31 direkt über die Aktivierung von Ionenkanälen ein Juckreizpotenzial aus und es initiiert eine Verlängerung und Verzweigung der sensiblen Nervenendigungen. Bei Neurodermitispatienten sind die IL-31-Blutspiegel erhöht und der IL-31-Rezeptor ist in der Haut stark exprimiert. Kürzlich wurde ein monoklonaler Antikörper gegen den IL-31-Rezeptor entwickelt. Erste Resultate aus klinischen Studien zeigen einen sehr guten Effekt auf die Reduktion des Juckreizes, eine Verbesserung der Schlafqualität und damit Lebensqualität.

12. Spezifische Immuntherapie

Mit der allergenen spezifischen Immuntherapie (ASIT), oft auch als Hyposensibilisierung oder Desensibilisierung bezeichnet, soll erreicht werden, dass eine Toleranz gegenüber einem Allergen aufgebaut wird. Dabei werden kleinste Dosen des Allergens appliziert. Diese Methode ist in der Behandlung der allergischen Rhinitis (allergischer Schnupfen, Heuschnupfen) und mildem Asthma fest etabliert. Aus der Literatur geht hervor, dass sich bei Patienten, die gleichzeitig an einer Neurodermitis leiden, diese unter der ASIT bessern kann. Eine Studie an Patienten mit Neurodermitis und Hausstaubmilbenallergie zeigte, dass die ASIT mit Hausstaubmilbenextrakt über ein Jahr zu einer deutlichen und anhaltenden Besserung des Hautbefundes und Reduktion der Kortisonanwendung führte. Weitere Studien werden aufzeigen, über welchen Zeitraum eine ASIT mit subkutanen Injektionen durchgeführt werden muss und wie lange die positiven Wirkungen anhalten. Eine erste Studie zur Anwendung der sublingualen Immuntherapie (SLIT, Gabe von Tropfen unter die Zunge) mit Hausstaubmilbenextrakten bei milder bis mässig schwerer atopischer Dermatitis zeigte ebenfalls eine deutliche Symptomreduktion nach einem Jahr.

13. Probiotics

Probiotics sind laut WHO-Definition lebende Mikroorganismen, die bei Verabreichung in adäquaten Mengen einen gesundheitlichen Nutzen für den Wirt bewirken. Meist kommen Milchsäurebakterien und Bifidusbakterien als Probiotics zur Anwendung. Ihr therapeutischer Einsatz bei allergischen Erkrankungen hat zum Ziel, die Mikroflora im Darm dahingehend zu modulieren, dass eine T-Helfer-1-Immunantwort begünstigt wird, die die allergische Reaktionsbereitschaft eindämmen soll. Die ersten viel versprechenden Ergebnisse aus offenen Studien zur therapeutischen Anwendung der Probiotics bei Neurodermitis liessen sich leider in grossen kontrollierten Studien nicht bestätigen. Des weiteren erhoffte man sich einen positiven Effekt in der Allergieprävention. Doch eine Auswertung der dazu veröffentlichten Studienergebnisse zeigte, dass sich mit der Gabe von Probiotics an Schwangere oder Säuglinge die Ausprägung allergischer Erkrankungen nicht verhindern lässt. Mit zunehmendem Wissen über die Zusammensetzung und Funktion der Microbiota werden wir Probiotics gezielter, was die Spezies und den Zeitraum betrifft, einsetzen und somit einen präventiven und/oder therapeutischen Effekt erzielen können. Eine kürzlich publizierte Metaanalyse, in die Ergebnisse aus 21 Studien einflossen, zeigte, dass nur die Verabreichung einer Mischung von Probiotika an Schwangere und Stillenden sowie deren Neugeborene, die ein hohes Risiko eine Neurodermitis zu entwickeln hatten, einen gewissen Effekt erzielte, die Inzidenz des Auftretens einer Neurodermitis zu senken.

14. Diäten

Diäten sind ein beliebtes, unendliches Thema bei Neurodermitis, weil viele Patienten einen Zusammenhang von Ernährung und Hautsymptomen annehmen. Doch Vorsicht! Diäten haben einen wichtigen Stellenwert in der Therapie, wo sie nachgewiesen und begründet sind. Doch pauschales Meiden von Nahrungsmitteln wie Kuhmilch, Eiern, Weizenmehl oder Zucker bringt keinen Nutzen. Oft sind die Einschränkungen durch die Diät belastender für den Patienten als die Krankheitssymptome selbst. Neurodermitis lässt sich nicht mit Nahrungsmittelallergie gleichsetzen. Lang dauernder Entzug wichtiger Nahrungsstoffe kann sogar zu Mangelerscheinungen führen. Das Grundprinzip sollte eine in Energiegehalt und Nährstoffen ausgewogene Ernährung sein. Über die Diagnostik von Nahrungsmittelallergien wurde bereits informiert. Nur bei relevanten Nahrungsmittelunverträglichkeiten muss eine Diät durchgeführt werden. Um allergische Reaktionen zu vermeiden, muss sie strikt eingehalten werden. Säuglinge und Kleinkinder, die an einer Kuhmilchallergie leiden, profitieren von einer allergenfreien Ernährung hinsichtlich der klinischen Symptome und späterer Toleranzentwicklung. Da es sich um ein Grundnahrungsmittel handelt, ist bei Ersatzprodukten auf eine ausreichende Eiweiss-, Vitamin- und Mineralzufuhr zu achten. Wenn möglich, sollte die Diätanleitung durch eine/n Ernährungsberater/in erfolgen.

Diäten während der Schwangerschaft oder Stillzeit haben keinen vorbeugenden Einfluss auf die Entwicklung einer Neurodermitis bei Kindern. Stillen während der ersten Lebensmonate hat einen positiven Effekt auf das Immunsystem und überhaupt das Gedeihen de Kindes und wird damit empfohlen. Bei Kindern mit einem erhöhten Atopierisiko, die nicht gestillt werden können, hat sich die Gabe hydrolisierter Milchpräparate (HA Milch) bewährt.

Prophylaktisches Auslassen von Nahrungsmitteln bei Kindern bringt keinen Nutzen. Im Gegenteil, das Immunsystem muss sogar trainiert werden, dass es eine Vielzahl von Nahrungsmittelproteinen toleriert. Und dafür gibt es wahrscheinlich nur ein kleines Zeitfenster, nämlich das erste Lebensjahr. Stillen ist weiterhin empfohlen. Beikost soll ab dem 5. Lebensmonat gefüttert werden. Neue epidemiologische und interventionelle Studien haben gezeigt, dass ein zeitiges Zufüttern die Toleranz gegenüber Nahrungsmitteln erhöht und die Sensibilisierungs- und Allergierate senkt. Somit dürfen gemäss aktueller Empfehlungen Kuhmilch (in altersentsprechender Konzentration), Ei und auch Fisch nebst einem breiten Sortiment an Gemüse und Früchten bereits im ersten Lebensjahr gegeben werden.

15. Psychologische und verhaltensmedizinische Interventionen zur Krankheitsbewältigung

Bei der Behandlung chronischer Hautkrankheiten müssen die somatische und die psychosoziale Seite konsequent miteinbezogen werden. Der Beitrag der Psychologie und der Verhaltensmedizin zielt dabei auf eine nachvollziehbare Hilfestellung in der Bewältigung der krankheitsbezogenen Handicaps. Es wurden verschiedene Techniken entwickelt, die sich insbesondere auf die Verbesserung der Krankheitsbearbeitung oder -anpassung beziehen, der Stigmatisierung entgegenwirken und schliesslich die Lebensqualität verbessern wollen. Psychologische Interventionen verstärken das Gefühl bei den Betroffenen, die Krankheit besser kontrollieren und selber beeinflussen zu können und bauen so Ohnmacht und Ängste ab.

Die wirksamste psychologische Intervention besteht aus einer Kombination aus Elementen zur Verbesserung des Stressmanagements, zur Förderung der Entspannungsfähigkeit und zur Etablierung von Techniken zur Kontrolle des Kratzverhaltens (Chida, Steptoe et al. 2007).

Die inzwischen etablierten Schulungsprogramme für Neurodermitispatienten haben sich in allen publizierten Studien als hilfreich erwiesen (Gieler, Niemeier et al. 2008). Psychologische Interventionen lindern die Hautentzündungen, reduzieren den Juckreiz und das Kratzverhalten. Dies führt zu einer nachhaltigen Reduktion der medikamentösen Massnahmen und Behandlungskosten.

15.1. Indikation zu psychotherapeutischer Unterstützung

Bei annähernd jedem fünften Neurodermitiker sehen Harth und Gieler (2006) eine Indikation zur Psychotherapie. Dies übersteigt bei weitem das Angebot der vorhandenen Therapieplätze. Wie eine psychosomatische psychotherapeutische Einzelbehandlung aussehen könnte, stellt Höring (2008) an drei Fallbeispielen dar. Sie betont in ihrem Vorgehen, dass die Folgen der Erkrankung je nach Fall bereits im frühen Säuglingsalter über die Mutter-Kind-Interaktion und die Hauterfahrungen zu beschreiben sind und später im gesamten sozialen Umfeld relevant werden können. Demnach sind der Umgang mit Stressoren und das Erleben von Stress immer auch Resultat früherer Lebenserfahrungen, so dass psychosomatische und somatopsychische Sichtweisen stets ineinandergreifen.

Eine Psychotherapie ist immer dann indiziert, wenn Stresseinflüsse eine deutliche Verschlechterung der Neurodermitis als Provokationsfaktor zeigen. Vor allem bei Neurodermitikern mit exzessivem Kratzverhalten und ungünstigen Krankheitsüberzeugungen können in einer Einzel- oder Gruppentherapie besonders positive Veränderungen erzielt werden.

15.2. Individuelle Krankheitsmodelle – Vermittlung eines Therapierationals

Die Grundlage für die psychotherapeutische Behandlung bei Hautkrankheiten stellt das multifaktorielle Krankheitsmodell (☞ Abb. 15.1) dar, in welchem die Erfahrungen, Beobachtungen und Vorstellungen der Betroffenen integriert werden können. Psychologische Faktoren wie Stress sind nur einige von mehreren möglichen Einflussfaktoren wie chemische Einflüsse, Klima, Licht, Ernährung etc. Diese Vielfalt der Einflussfaktoren erklärt auch, warum es so schwierig ist, die Krankheit zu beeinflussen (☞ Abb. 15.1).

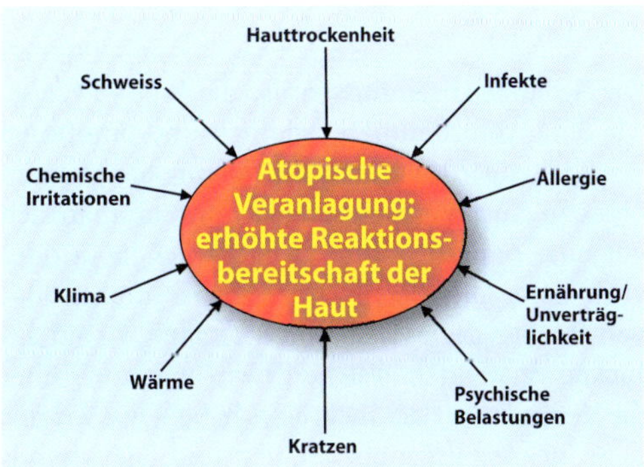

Abb. 15.1: Multifaktorielles Modell der Neurodermitis (Stangier et al. 1996).

15.3. Stress definieren und erkennen

Da Neurodermitis von stressbezogenen Faktoren mit beeinflusst wird, sind therapeutische Ansätze zur Identifikation und Reduktion von Stress, Ängsten und depressiven Symptomen sinnvoll. Es existieren heute viele verschiedene Vorstellungen über Stress und es ist deshalb wichtig, Stress zu definieren. Psychologisch entsteht Stress dann, wenn in einer bestimmten Situation die Anforderungen aus der Umwelt oder an sich selber die eigenen Möglichkeiten, diesen Anforderungen gerecht zu werden, übersteigen (☞ Abb. 15.2). Stress wird nach diesem Verständnis von der individuellen Einschätzung der Situation und den eigenen Lösungsmöglichkeiten mitbestimmt und ist deshalb immer subjektiv und im Erleben immer negativ, da man überfordert ist.

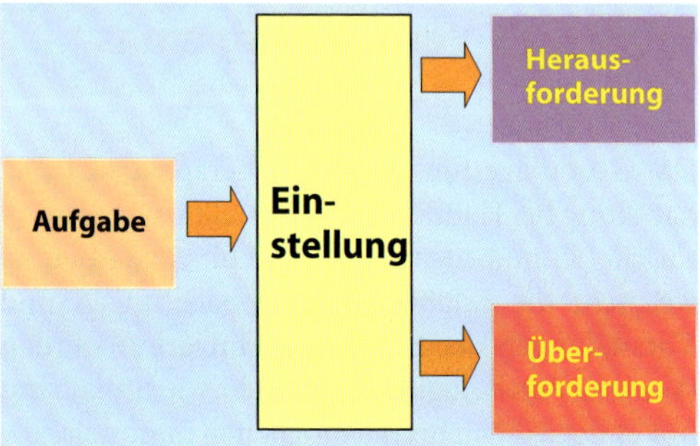

Abb. 15.2: Stress ist auch einstellungsabhängig.

In einem Stressmodell können die Zusammenhänge zwischen stressreizbezogenen Gedanken und Bewertungen einerseits und der Juckempfindung, anderen stressspezifischen Körperreaktionen und dem Befinden andererseits aufgezeigt werden (☞ Abb. 15.3).

Die Gedanken beeinflussen also die Art und Weise, wie eine Anforderung körperlich und emotional verarbeitet wird. Von der Einstellung hängt es ab, ob es zu einer Verspannung kommt, ob man sich gut oder schlecht fühlt, ob es stärker juckt oder auch nicht. Auch die Juckreizwahrnehmung ist davon abhängig, wie viel Aufmerksamkeit wir auf das Jucken verwenden, welche Erwartungen wir über die Veränderung des Juckreizes haben, wie wir uns dem Juckreiz gegenüber fühlen und wie wir uns ihm gegenüber verhalten (☞ Tab. 15.1). So können negative Gedanken, Einstellungen und Erwartungen den Juckreiz verstärken. Positive Selbstgespräche und Gedanken können Ohnmachtsgefühle und krankheitsbezogenes Katastrophisieren abbauen und das Anspannungsniveau senken.

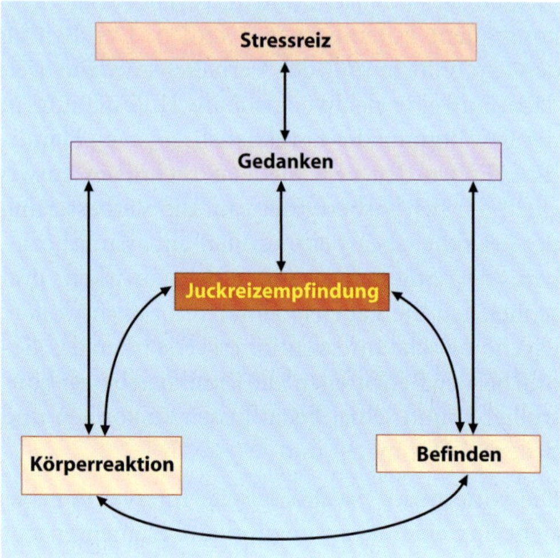

Abb. 15.3: Stressmodell.

Negative Selbstgespräche
• Das Jucken wird immer schlimmer und schlimmer.
• Ich kann es nicht mehr aushalten.
• Das Jucken macht mich noch verrückt.
• Meine Haut sieht morgen bestimmt wieder schrecklich aus.
• Ich kann nichts dagegen tun.
Positive Selbstgespräche
• Es wird wieder vorübergehen.
• Ich werde dem Juckreiz standhalten und mich nicht kratzen.
• Ich sollte mit jemandem reden, um mich abzulenken.
• Ich sollte versuchen, mich zu entspannen.
• Ich mache jetzt etwas, was mir gut tut.

Tab. 15.1: Beispiele negativer und positiver juckreizbezogener Einstellungen (nach Stangier et al. 1996).

Chronischer Juckreiz lässt sich bezüglich kognitiven, verhaltensmässigen und physiologischen Aspekten mit dem chronischen Schmerz vergleichen. Psychologische Faktoren spielen bei Auslösung, Verstärkung und Aufrechterhaltung der

Hautbeschwerden eine wichtige Rolle. Neurodermitiker und Psoriatiker mit erhöhter Juckreizintensität und reduzierter Lebensqualität haben deutlich mehr negative juckreizbezogene Einstellungen, was sich in einer deutlichen Tendenz zum Katastrophisieren manifestiert. Katastrophisierende Annahmen über das Jucken erhöhen die Aufmerksamkeit auf die Juckreizwahrnehmung und führen so zu einer Reizverstärkung.

15.4. Juckreiz und Kratzen – Auslöser und Verstärker, Kratzkontrolltechniken

In vielen klinischen Studien konnten Zusammenhänge zwischen der emotionalen Belastung und der Intensität der Juckempfindung aufgezeigt werden. Der Juckreiz-Kratz-Zirkel wird in verhaltenstherapeutischen Programmen und Schulungen zentral bearbeitet, um die entzündlichen Reaktionen mit Erfolg zu minimieren. Das Kratzverhalten ist deshalb so schwer abzubauen, weil durch das Kratzen der Juckreiz zunächst in der subjektiven Empfindung nachlässt, das Kratzen also positiv und eher wohltuend erlebt wird. Erst in der weiteren Folge fördert das Kratzen die Entzündungsreaktionen der Haut und der Juckreiz gewinnt so an Intensität. Wegen dieser besonderen Dynamik spricht man hier auch von einem Teufelskreis zwischen Juckreiz und Kratzverhalten (☞ Abb. 15.4).

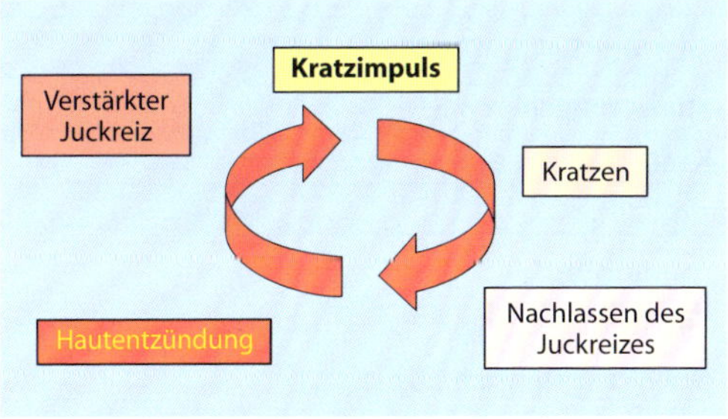

Abb. 15.4: Juckreiz-Kratz-Zirkel.

Will man über das Kratzen die Kontrolle verbessern, so kann es sinnvoll sein, sich über die Auslöser des Kratzens mehr Klarheit zu verschaffen. Nicht immer wird das Kratzen durch einen Juckreiz ausgelöst. Man kann sich auch kratzen in Situationen, die man als unangenehm oder spannungsvoll erlebt. Ebenso können negative Selbstgespräche oder Gedanken und unangenehme Gefühle wie Langeweile Kratzen auslösen. Häufig geschieht dann dieses so genannte automatische Kratzen nicht bewusst. Ein erster Schritt, diese wenig bewussten Prozesse zu unterbrechen, ist das frühzeitige Erkennen von solchen Auslösern. Besonders achten sollte man auf negative Gedanken, da diese das eigene Kratzverhalten und die Juckempfindung wesentlich mitbeeinflussen. Mit Hilfe einer Verhaltensanalyse kann man sich bewusst machen, welche Gedanken einem in einer bestimmten, mit dem Kratzen verbundenen Situation durch den Kopf gehen (☞ Tab. 15.2).

In der Verhaltensanalyse können Gedanken, Gefühle und Verhalten in bestimmten als problematisch erlebten und erkannten Situationen bewusst gemacht werden. Man kann sich dann fragen, welche Gedanken und welches Verhalten unter Umständen adäquater oder günstiger wären und helfen würde, sich in solchen Situationen anders zu verhalten. In unserem Beispiel stellen die beiden stark negativen Gedanken die für depressive Störungen typischen Generalisierungen und Selbstabwertungen dar und müssen hinterfragt werden. Welche Gedanken und Gedankenketten uns in unterschiedlichen Situationen durch den Kopf gehen, wird von zugrundeliegenden Einstellungen und Überzeugungen bestimmt, die wiederum von der individuellen Lern- und Lebensgeschichte geprägt wurden. So kann es sehr sinnvoll sein, sich einmal dieser Einstellungen bewusster zu werden und diese bei Bedarf zu korrigieren. Durch solche Verhaltensanalysen kann problematisches Verhalten, das den Hautzustand verschlechtert, die Juckreizwahrnehmung und das Kratzverhalten verstärkt, erkannt und abgebaut werden. Auf der Verhaltensebene führt häufiges Kratzen zu vermehrtem Rückzug und Vermeidung von Aktivitäten und beeinflusst langerfristig die Lebensqualität negativ.

Es ist deshalb sehr wichtig, die Kontrolle über das Kratzen zu fördern und die Spirale von Jucken und Kratzen anzuhalten. Ein weiterer Grund für die Schwierigkeit, den automatisierten Ablauf von Kratzen zu stoppen, liegt darin, dass durch eine Unterbrechung zunächst der Juckreiz stärker wird und gleichzeitig die innere Anspannung ansteigt. Ist der Juckreiz auf eine Hautstelle begrenzt, so besteht eine wirkungsvolle Technik zur Kratzkontrolle darin, mit der Hand eine Minute lang fest auf die juckende Hautstelle zu drücken. Diese so ge-

Situation: Was löst die Spannung aus?	**Gedanken:** Was geht mir durch den Kopf?	**Gefühl:** Wie fühle ich mich dann?	**Körperreaktion:** Wie reagiert mein Körper?	**Verhalten:** Was tue ich, bzw. tue ich nicht?
Jemand kritisiert mich.	Alle sind gegen mich. Ich bin ein Versager.	Ich bin verletzt. Ich fühle mich allein.	Ich habe Juckreiz, Magendrücken.	Ich kratze mich, ziehe mich zurück und schweige.

Tab. 15.2: Beispiel einer Verhaltensanalyse (nach Stangier et al. 1996).

nannte *Habit-reversal*-Technik kann helfen, den Juckreiz durch den Druck und ohne weitere Hautschädigung etwas zu übertönen. Dabei wird zunächst die Anspannung steigen, die man aber durch gezielte Muskelentspannungsübungen wieder abbauen kann. Wenn es darum geht, dem Kratzimpuls kraftvoll Einhalt zu gebieten, so kann es auch helfen, an die langfristigen Schäden zu denken, die durch das Kratzen entstehen: die blutig aufgekratzten Hautstellen, der dadurch verstärkte Juckreiz, die Verzögerung der Abheilung der Hautentzündungen, die erhöhte Infektionsgefahr, die Selbstvorwürfe und negativen Reaktionen anderer wegen des Kratzens, die Umstellung auf stärkere Medikamente, eine notwendig werdende stationäre Behandlung, die Krankmeldung am Arbeitsplatz usw.

Bei Kindern und bei manchen Erwachsenen können auch Kratzklötzchen hilfreich sein. Kratzklötzchen sind kleine Holzklötzchen, die mit Leder oder einem vergleichbaren Material bespannt und dadurch menschlicher Haut ähnlich sind. Auf diesen Klötzchen kann ein Neurodermitiskind seinen unbändigen Kratzschub ohne Schaden auslassen (☞ Abb. 15.5).

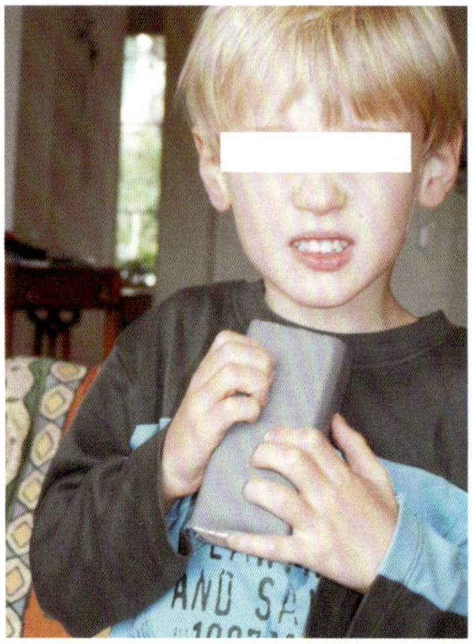

Abb. 15.5: Kratzklötzchen.

• Hände beschäftigen (Stricken, Basteln) • Gummiball kneten • Gespräch führen	• Sich mit Bekannten treffen • Spazierengehen • Kratzklötzchen
Entspannung und Kühle	
• Muskelentspannung • Rückwärtszählen • Schwerevorstellung • An die frische Luft gehen • Ruhebild	• Atemübung • Kühlevorstellung • Mit Waschlappen kühlen • Kühlende Creme auftragen
Übertönen	
• 1 Minute auf juckende Stelle drücken	• an- und entspannen
Sonstige Strategien	
• sich auf die Hände setzen • hilfreiche Selbstgespräche	• andere Bitten, auf Kratzen aufmerksam zu machen

Tab. 15.3: Strategien zur Verhinderung von Kratzen (nach Stangier et al. 1996).

Natürlich gibt es viele weitere, sehr unterschiedliche und individuelle Strategien, die manchmal helfen können, das Kratzen der entzündeten Haut sein zu lassen. In der Tabelle sind einige solcher Strategien zur Verhinderung des Kratzens aufgeführt (☞ Tab. 15.3).

Das Gemeinsame all dieser Kratzkontrollstrategien ist, dass sie von der Person und der Situation abhängig sind und nicht immer und überall wirksam sein können.

15.5. Die Folgen von Kratzen – "Bestrafung" und "Belohnung" können Kratzen aufrechterhalten

Die Folgen von nicht verhindertem Kratzen können neben der aufgekratzten und entzündeten Haut weitreichender sein und zu einer erhöhten Anspannung führen, welche wiederum den Juckreiz-Kratz-Zirkel verstärkt. So führen Kontrollverluste bezüglich des Kratzens zu Schuldgefühlen, Gefühlen der Niedergeschlagenheit, des Ärgers und zu schlechter Laune. Man fühlt sich als Versager, lehnt sich ab und versucht gegenüber anderen die aufgekratzte Haut zu verstecken, da man deren negative Reaktionen befürchtet. Auch für die Angehörigen haben solche Kontrollverluste des Partners oder Kindes Auswirkungen und sie können sehr unterschiedlich – von ignorieren bis sanktionieren – reagieren. Vielleicht glauben sie das Kratzverhalten kritisieren oder gar bestrafen zu müssen, vielleicht fühlen sie sich selber mitschuldig oder mitverantwortlich, dass es wieder zu einem Kontrollverlust gekommen ist. Manche versuchen aktiv bei ihrem Partner oder Kind das Kratzen zu verhindern und sind dann bei Misserfolgen entsprechend mit enttäuscht und frustriert. Sie machen sich Sorgen um die Gesundheit und den weiteren Verlauf der Krankheit, die auf das Zusammenleben ihren Schatten wirft. Dies kann natürlich beim Hautkranken die Schuldgefühle noch verstärken und so ungünstig das Anspannungsniveau erhöhen und somit das Kratzen aufrechterhalten.

An dieser Stelle müssen sich die Agierenden dann fragen, wie sie wohl besser mit diesem gemeinsamen Problem umgehen könnten. Es sind kommunikative und Problemlösefähigkeiten gefragt um zu eruieren, wann wer wie viel Verantwortung realistischerweise für das Kratzen übernehmen soll und kann (☞ Kap. 15.7.).

Mitunter kann das Nachlassen des Juckreizes durch Kratzen so angenehm sein, dass man regelrecht "Lust auf Kratzen" hat und es als eine "Belohnung" erscheint, sich kratzen zu dürfen. Dies kann dann Anlass sein, folgender Frage nachzugehen: Wie kann ich mich besser belohnen?

Manchmal geht einem das Verbot durch den Kopf "Du darfst nicht kratzen!" und dieses Verbot wird einem regelrecht zur Last. Man fühlt sich, als ob man anderen gegenüber Rechenschaft schuldig ist über die eigene Gesundheit und das Kratzen, und dies kann dazu führen, dass man sich kratzt aus einer Trotzreaktion heraus. Zur Veränderung dieser Reaktion kann es hilfreich sein, sich folgende Frage zu stellen: Wie kann ich meinem Körper besser Gutes tun? (☞ Tab. 15.3)

- Wie kann ich mich besser belohnen?
- Wie kann ich meinem Körper besser Gutes tun?

Tab. 15.4: Fragen nach belohnenden Kratzalternativen (nach Stangier et al. 1996).

15.6. Entspannung fördern

Die Abbildung verdeutlicht den positiven Zusammenhang zwischen allgemeinem Anspannungsniveau und der Häufigkeit wahrgenommener Juckreize. Ereignisse mit gleichen Belastungsintensitäten können in Zeiten allgemein erhöhter Anspannung zu einem wahrnehmbaren Juckreiz führen; ist das allgemeine Anspannungsniveau dagegen gering, so bleiben diese Stressoren unter der Juckreizwahrnehmungsschwelle und das Kratzverhalten bleibt folglich aus (☞ Abb. 15.6).

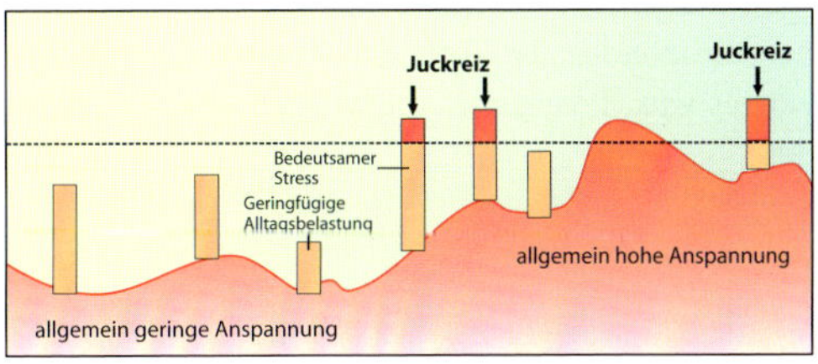

Abb. 15.6: Juckreizschwelle (nach Stangier et al. 1996).

In Untersuchungen weisen diejenigen Neurodermitiker ein physiologisch erhöhtes Anspannungsniveau auf, die auch eine höhere Juckreizintensität wahrnehmen und sich häufiger kratzen müssen. Es ist also sicher sinnvoll, über eine Entspannungsmethode dieses Anspannungsniveau zu senken. Dazu gehören bewährte Techniken wie das Autogene Training oder die Progressive Relaxation nach Jacobson, die man nach einer gewissen Lernzeit selbstständig und somit immer wieder für sich selber durchführen kann. Aber auch therapeutengebundene Methoden wie Biofeedback, Entspannungsmassagen und Hypnose können vorübergehend das Anspannungsniveau senken.

Das Autogene Training ist eine Art von Selbsthypnose. Seine positive Wirkung bei Neurodermitis ist erwiesen. Der Patient fokussiert hierbei seine Aufmerksamkeit auf bestimmte Körperglieder mit Autosuggestionen. Die üblichen Wärme- und Schweresuggestionen von Luthe und Schulz ("Mein rechter Arm ist schwer und warm") haben Ehlers, Stangier & Gieler (1995) in ihrem Programm speziell für Neurodermitiker erweitert: "Die Haut ist ruhig und angenehm kühl", "Ich muss mich nicht kratzen", "Meine Haut bleibt gesund", "Das Jucken verschwindet", "Mit jedem Atemzug wird das Jucken schwächer und schwächer", "Meine Haut ist in weiche, kühle Seide gehüllt", "Ein kühler Wind weht an meine Haut" usw.

Bei der Progressiven Relaxation nach Jacobson werden im Sitzen, Liegen oder Stehen nacheinander verschiedene Muskeln und Muskelgruppen leicht angespannt und entspannt und die Aufmerksamkeit richtet sich dabei auf das Wahrnehmen dieses Unterschieds zwischen Anspannung und Entspannung in der entsprechenden Körperstelle. Es gibt die Progressive Relaxation in verschiedensten Versionen von unterschiedlicher Dauer. Diese sehr etablierte und bewährte Entspannungsmethode kann mit der Vorstellung eines Ruhebildes (☞ Abb. 15.7) oder eines Ruhewortes wie "Loslassen" individuell erweitert werden.

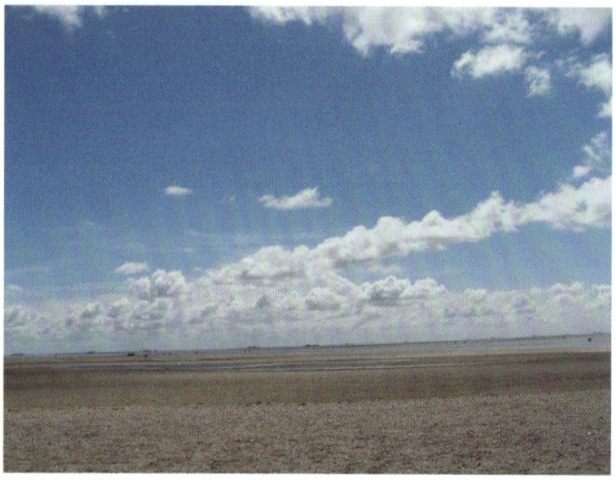

Abb. 15.7: Ruhebild.

Mit Biofeedback können bereits leichte, kaum bewusst wahrgenommene stressbezogene Reaktionen des autonomen Nervensystems mit verschiedenen Messfühlern gemessen und visuell und akustisch am Computer rückgemeldet werden (☞ Abb. 15.8). Die Wahrnehmung von Stress einerseits und die Förderung der Entspannungsfähigkeit und des psychophysischen Wohlbefindens andererseits werden verbessert. In einer begrenzten Anzahl von Trainingssitzungen wird der Einfluss des eigenen Verhaltens und Erlebens auf die Vorgänge des autonomen Nervensystems positiv gestärkt. Ableitungen der Muskelspannung, der elektrischen Aktivität der Nervenzellen der Grosshirnrinde, des Hautleitwertes, der Fingertemperatur, des Blutvolumens, der Herzrate und der Atemtiefe und -frequenz sind je nach Gerät multimodal möglich. Biofeedback unterstützt so das Erlernen von Entspannung und wirkt sich positiv auf die Immunreaktivität aus.

In der Hypnose befindet man sich in einem leicht entspannten Zustand der Trance. Das Bewusstsein ist dabei auf eine bestimmte Wahrnehmung oder Suggestion, auch Autosuggestion konzentriert. Je nach individueller Suggestibilität können Vorstellungsbilder wie "ein Eiswürfel liegt auf der juckend-brennenden Haut" den Juckreiz abschwächen und die Anspannung abbauen. Mit Hilfe von Tonaufnahmen können Selbsthypnosen unabhängig von einem Behandler geübt werden.

15.7. Besser kommunizieren – Probleme lösen

Psychologische Interventionen zur Verbesserung kommunikativer Problemlösefähigkeiten wirken sich auf den Hautzustand, das Jucken und das

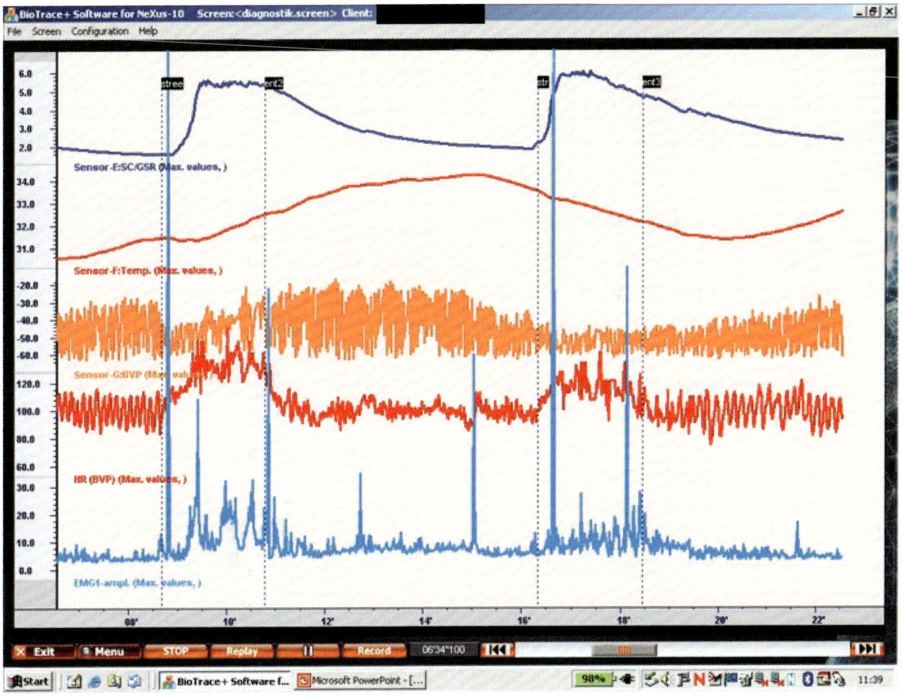

Abb. 15.8: Stressprofil einer Multikanalableitung mit Hautleitwert, Fingertemperatur, Blutvolumen und Elektromyogramm der Stirnmuskeln (von oben nach unten).

Kratzen positiv aus. Sie führen zu einem generell reduzierteren Anspannungsniveau und einer verbesserten Lebensqualität. Denn Spannungen in engeren und wichtigen Beziehungen wie in der Partnerschaft, in der Familie, im Freundeskreis, in der Nachbarschaft oder zu Arbeitskollegen sind eine häufige Stressquelle. Oft entstehen solche chronischen Belastungen dadurch, dass zwischen den Beteiligten unterschiedliche Interessen und Bedürfnisse bestehen, die nicht offen besprochen und ausgehandelt werden. Es kann auch sein, dass Erwartungen, Einstellungen oder altvertraute Gewohnheiten bei manchen Beteiligten bestehen, wie man mit solchen Konflikten umgeht, sie vielleicht zu vermeiden versucht und es scheut, diese offen anzusprechen. Dann kann es hilfreich sein, sich beim Problemlösen an folgende Schritte zu halten (☞ Tab. 15.5).

Es ist wichtig, dass die Gesprächspartner abwechselnd die Möglichkeit zur Darstellung ihrer Sichtweisen haben und man sich dabei nicht unterbricht. Auch sollte sich der jeweilige Zuhörer mit Bewertungen zurückhalten, da er dadurch schnell eine offene Aussprache von Wünschen und Gefühlen des Sprechers verhindert. Einfache Kommunikationsregeln für die Sprecher- und die Zuhörerrolle können das Problemlösen erleichtern (☞ Tab. 15.6).

1.	Was ist das Problem? Was stört mich beim Anderen? Was stört den Anderen bei mir?
2.	Was wollen Sie beide erreichen (Wünsche und Idealvorstellungen)? Was will ich idealerweise? Was will der Andere idealerweise?
3.	Welche Lösungsmöglichkeiten gibt es? Wie soll der andere konkret sein Verhalten ändern? Wie soll ich konkret mein Verhalten ändern?
4.	Welche Vor- und Nachteile haben die Lösungsmöglichkeiten?
5.	Welche Lösungsmöglichkeit ist die beste?
6.	Wozu kann sich jeder verpflichten? (Was? Wie? Wo? Mit wem? Wann? Wie oft?)

Tab. 15.5: Schritte beim Problemlösen mit einer vertrauten Person (Stangier et al. 1996).

- Ich-Botschaft
- Konkrete Situation ansprechen
- Konkretes Verhalten ansprechen
- Beim Hier und Jetzt bleiben
- Sich öffnen

Tab. 15.6: Kommunikationsregeln für die Sprecherrolle (Stangier et al. 1996).

Spricht der Sprecher in der Ich-Form, so ermöglicht er es dem Zuhörer, auf seine Anliegen einzugehen. Sich öffnen heisst, Bedürfnisse direkt zu äussern, statt sich abzusichern und zu versuchen, unangreifbar zu bleiben. Dies ist zwar sicher in bestimmten Situationen auch ein sinnvolles Verhalten, nicht jedoch in der Partnerschaft. Zuhören können ist die Grundvoraussetzung dafür, dass das Gegenüber Wünsche oder Kritik überhaupt äussern kann. Zuhören ist nicht ein passiver Vorgang, sondern verlangt Offenheit und aktives Verstehen wollen der anderen Position (☞ Tab. 15.7).

- Sich der Person zuwenden (Blickkontakt)
- Zuhören, was die Person sagt
- Eigene Aufmerksamkeit zeigen, z.B. durch Kopfnicken
- Klärende Fragen stellen
- Zusammenfassen, was Sie gehört haben

Tab. 15.7: Kommunikationsregeln für die Zuhörerrolle (Stangier et al. 1996).

15.8. Teufelskreislauf von Angst und Vermeidung schwächen – Selbstsicherheit aufbauen

Die meisten Neurodermitiker kennen Situationen in der Öffentlichkeit, in welchen sie schon wegen ihrer Krankheit unangenehm aufgefallen sind. Sie wurden vielleicht auf die sichtbaren Hautsymptome angesprochen, vielleicht gab es unangepasste und kränkende Bemerkungen darüber, vielleicht sogar eine erlebte Zurückweisung oder vielleicht hatten sie auch nur das Gefühl unablässig von jemandem angestarrt zu werden. Es ist daher sehr verständlich, wenn sie solchen unangenehmen Situationen aus dem Weg gehen wollen. Schnell ist aber die unheilvolle negative Angstdynamik eines Teufelskreislaufes von Angst und Vermeidung entfacht. Wenn sich die Betroffenen zu stark von den Befürchtungen und Ängsten, was alles in solchen Situationen Negatives passieren könnte, in ihrem Verhalten leiten lassen, so fühlen sie sich zwar kurzfristig erleichtert. Langfristig erfahren solche Vermeider durch ihre wiederholten Rückzüge weniger Kontakte und Bestätigung. Am Mangel von positiven sozialen Erfahrungen wie Anerkennung, Geselligkeit, Zuwendung anderer und Bestätigung leidet das Selbstwertgefühl. Die Vorstellung von sich selber als wertvollen und liebenswerten Menschen wird negativ getrübt. Das Verhalten in anderen öffentlichen Situationen wird noch unsicherer, die Angst vor den Befürchtungen und das Vermeidungsverhalten verstärken sich zunehmend (☞ Abb. 15.9).

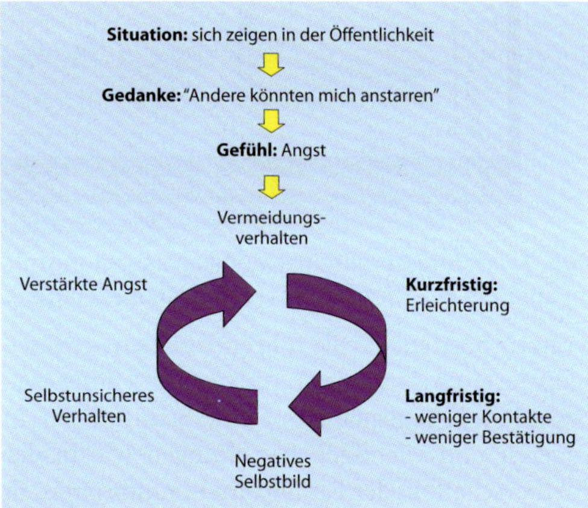
Situation: sich zeigen in der Öffentlichkeit
Gedanke: "Andere könnten mich anstarren"
Gefühl: Angst
Vermeidungs-verhalten
Verstärkte Angst
Kurzfristig: Erleichterung
Selbstunsicheres Verhalten
Langfristig: - weniger Kontakte - weniger Bestätigung
Negatives Selbstbild

Abb. 15.9: Teufelskreislauf von Angst und Vermeidung (nach Stangier et al. 1996).

Günstiger ist es, sich in der Öffentlichkeit mit der Neurodermitis zu zeigen und über die Krankheit selbstsicher zu reden und zu informieren. Die meisten Menschen wissen nur wenig über die Neurodermitis und es ist deshalb auch notwendig, dass sie kurz und klar informiert werden. Informationen wie, dass es sich um eine anlagebedingte Hautkrankheit handelt, die nicht ansteckend ist, können bereits viel Druck auf beiden Seiten nehmen (☞ Tab. 15.8 und Tab. 15.9).

- Versuchen Sie zu sich und Ihrer Neurodermitis in der Öffentlichkeit zu stehen und sagen Sie sich, dass Sie sich nur wegen Ihrer Neurodermitis nicht einschränken wollen.
- Vermeiden Sie Aktivitäten und Situationen so wenig wie möglich aufgrund von unterstellten negativen Reaktionen und Befürchtungen, sondern fragen Sie sich, was Ihnen in der Situation wirklich passieren könnte und wie schlimm denn dies für Sie tatsächlich wäre?

Tab. 15.8: Anregungen zum Umgang mit sich selbst (nach Stangier et al. 1996).

- Unterscheiden Sie positive Aufmerksamkeit von Abwertung. Fragen Sie sich, wie Sie selber reagieren würden, wenn Sie die Krankheit nicht kennen würden?
- Lassen Sie sich nicht von Vermutungen über die Reaktionen anderer auf die Neurodermitis steuern, sondern versuchen Sie Klarheit zu bekommen: Ist es Aufmerksamkeit oder Scheu? Versuchen Sie aufzuklären.
  Ist es Abwertung oder Mitleid? Grenzen Sie sich selbstsicher ab!
- Lassen Sie sich nicht aus der Fassung bringen. Helfen Sie Unwissenden, Ihre Hautkrankheit zu verstehen!

Tab. 15.9: Anregungen zum Umgang mit Nichtneurodermitikern (nach Stangier et al. 1996).

Selbstsicheres Verhalten ist im Unterschied zur Neurodermitis nicht anlagebedingt, sondern kann durch Übung und Selbstbeobachtung gefördert werden. Entscheidend ist neben der inhaltlichen Formulierung auch die Art und Weise der Mitteilung. Es ist also wichtig, was und wie es gesagt wird (☞ Tab. 15.10).

- **Wie:** Blickkontakt halten, kräftige und lebhafte Stimme, zugewandte Haltung, deutliche Mimik und Gestik
- **Was:** In der Ich-Form reden, erst Wunsch, dann Begründung formulieren, sich nicht entschuldigen für berechtigte Forderungen, ruhig und bestimmt bleiben

Tab. 15.10: Merkmale selbstsicheren Verhaltens (nach Stangier et al. 1996).

Sich selbstsicher verhalten bedeutet jedoch nicht, sich aggressiv zu verhalten. Aggressives Verhalten zeichnet sich dadurch aus, dass ich die Rechte anderer verletze, meine Ziele auf Kosten anderer erreiche, ich mich angreifbar mache und Gefühle von Feindseligkeit, Reizbarkeit und Ärger vorherrschen. Dagegen sind die Konsequenzen selbstsicheren Verhaltens Geselligkeit und Spontaneität, ein positives Selbstvertrauen und Selbstwerterhöhung. Ich erreiche meine Ziele nicht auf Kosten anderer und meine Rechte werden von anderen wahrgenommen und anerkannt.

15.9. Negative Körperkonzepte abbauen

Im Modell zur Entstehung von Anpassungsstörung bei Hautkrankheiten spielt die Entwicklung eines durch die sichtbaren Hautsymptome negativ geprägten Körper- und Attraktivitätserlebens bei der Krankheitsbewältigung eine wichtige Rolle. Resultat maladaptiver Bewältigung und Zeichen einer Anpassungsstörung können vorherrschende verzerrte und übertriebene Bewertungen der Hautsymptome als entstellend und generalisierte Selbstabwertungen aufgrund der entstellenden Hauterscheinungen sein (☞ Tab. 15.11). Das Entstellungserleben kann sehr quälend und dominant werden und das Rückzugsverhalten noch verstärken.

- “Ich sehe wegen meiner Hautkrankheit hässlich und unattraktiv aus”
- “Andere starren mich permanent an”
- “Andere ekeln sich vor mir”
- “Es gibt nur attraktive oder hässliche Menschen”
- “Ich bin ein Aussätziger”
- “Ich bin wegen meiner Hautkrankheit ein wertloser Mensch”

Tab. 15.11: Beispiele verzerrter Bewertungen und generalisierter Selbstabwertungen aufgrund der entstellenden Hauterscheinungen (nach Stangier et al. 1996).

Es gibt mehrere Möglichkeiten, ein solches negatives Selbstbild positiv zu bearbeiten oder auch nur aufzuweichen und etwas Distanz zu gewinnen. Einmal kann man sich selber fragen, was aufgrund der eigenen Erfahrungen für eine bestimmte Überzeugung spricht? Und welche Erfahrungen vielleicht gegen diese bestimmte Überzeugung sprechen? Und was daran denn das Schlimmste wäre, wenn diese Überzeugung wirklich wahr wäre? Eine andere Möglichkeit, den Fokus der Aufmerksamkeit vom Entstellungserleben und der damit verbundenen Überzeugungen weg zu lenken, besteht darin, dass man alle positiven Ereignisse in einem Tagebuch aufschreibt, die mit dieser bestimmten Überzeugung inkompatibel sind; beispielsweise werden alle Formen von positiven Aufmerksamkeiten, die andere Personen für einen zeigen und die mit der Überzeugung "Ich bin hässlich und unattraktiv" dissonant sind, gesammelt.

Die Überbewertung des Aussehens für Bewertung und Selbstwert der eigenen Person kann relativiert werden, indem man andere für einen wichtige persönliche Bereiche sich bewusster macht und in einem Kuchendiagramm darstellt. So kann man sich selber verdeutlichen, dass der Selbstwert nicht *nur* durch das Aussehen oder gar den einen Makel bestimmt wird (☞ Abb. 15.10).

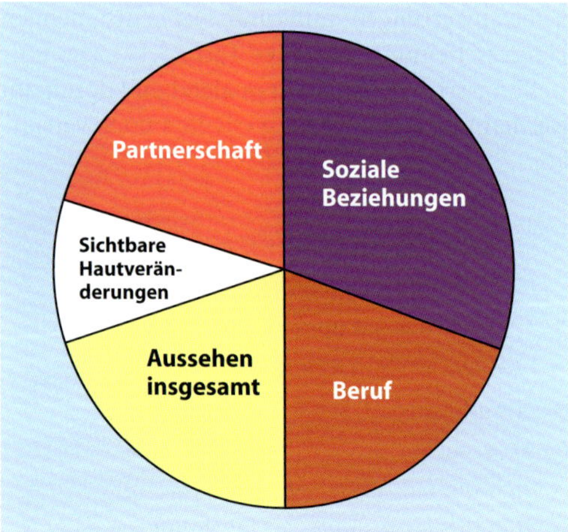

Abb. 15.10: Kuchendiagramm für die Darstellung wichtiger persönlicher Bereiche (nach Stangier et al. 1996).

Ein negatives Selbstbild kann auch bearbeitet werden, indem man für sich persönlich wichtige Eigenschaften wie Intelligenz, Erfolg, Pünktlichkeit, Humor etc. aufführt und sich im Vergleich zu anderen auf Skalen beurteilt. Man wird feststellen, dass man bei diesem Vergleich nicht immer am Schluss steht (☞ Abb. 15.11).

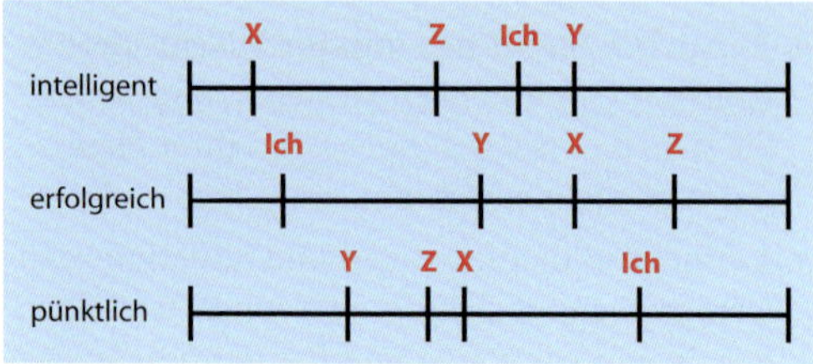

Abb. 15.11: Profilvergleich (nach Stangier et al. 1996).

Eine Differenzierung von extremen Grundüberzeugungen wie "Ich bin hässlich" kann auch angestrebt werden, indem zu einer Bewertungsdimension Skalenstufen gebildet und die Pole mit Extremkategorien besetzt werden (☞ Abb. 15.12). Bleiben die negativen generalisierten Überzeugungen und Selbstabwertungen hartnäckig bestehen und quälen weiter, so ist die Hilfe einer Psychotherapie angezeigt.

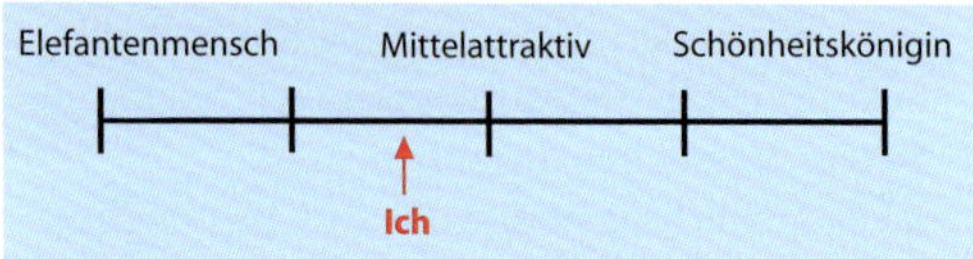

Abb. 15.12: Attraktivitätskontinuum (nach Stangier et al. 1996).

15.10. Besonderes für Eltern von Kindern mit Neurodermitis

Neurodermitis kann das Leben eines Kindes in seiner Familie auf vielschichtige Art verändern. Kinder mit Neurodermitis können in ihrer Lebensqualität stärker eingeschränkt sein als Kinder mit anderen chronischen Krankheiten wie Diabetes und zystischer Fibrose. Neben den Kindern sind hier besonders auch deren Eltern durch die Hautkrankheit belastet, da sie in ihrer Rolle die Verantwortung für das Wohlbefinden und den gesundheitlichen Zustand ihres Kindes übernehmen und dabei ohne fachliche Unterstützung überfordert sein können. Ein chronisch erhöhtes Stressniveau begünstigt wiederum unterschiedliche Mechanismen bei der Auslösung der Neurodermitis. In Programmen für Eltern mit Kindern mit Neurodermitis lernen die Eltern ihre Kinder in der Symptombehandlung mit verschiedenen Stressabbautechniken und psychologischen Interventionen zu unterstützen. Dies führt nachweislich zu einer markanten Verbesserung des Hautzustandes.

16. Alternative und komplementäre Medizin

In diesem Buch werden wir nicht detailliert auf die zahlreichen Substanzen und Verfahren der alternativen und komplementären Medizin (AKM) eingehen. Die AKM lassen sich in verschiedene Kategorien einteilen: alternative medizinische Systeme, biologisch basierte, manipulative, ganzheitliche und energetische Therapien. Ihre Anwendung ist in der westlichen Welt sehr weit verbreitet. Die Mehrzahl der Patienten in unseren Schulungen berichten, die eine oder andere Methode angewendet zu haben. Die Erfahrungen sind ganz unterschiedlich, einige positive doch auch viele enttäuschende. Es erscheint nicht abwegig, dass Patienten mit chronischen Erkrankungen nach Hilfe in verschiedenen Richtungen ausserhalb der traditionellen Medizin suchen. Viele der in der alternativen und komplementären Medizin verwendeten Substanzen wie Kräuter, pflanzliche Substanzen und Vitamine sind seit Jahrhunderten bekannt. Einige von ihnen besitzen durchaus immunologische Wirkungen. Doch die wenigsten sind wissenschaftlich untersucht und es fehlen repräsentative klinische Studien. Daher ist ein Vergleich der Wirksamkeit der Substanzen und Methoden der AKM untereinander oder mit medizinischen Therapien zur Wirksamkeit und Verträglichkeit sehr schwierig. Bei einigen Therapien der AKM ist eine direkte medizinische Wirkung nicht ableitbar. Aus klinischen Studien ist der Plazeboeffekt bekannt, das heisst Patienten erfahren eine Besserung ihrer Krankheitssymptome, obwohl sie nicht einen Wirkstoff sondern eine inaktive Substanz, ein Plazebo, bekommen haben. Der Plazeboeffekt macht in Studien über 25% aus. Eine Reihe von Medikamenten der AKM besitzt direkte pharmakologische Wirkungen. In diesem Zusammenhang dürfen potenzielle Nebenwirkungen nicht übersehen werden. Dazu gehören erwartete Nebenwirkungen durch die verabreichte(n) Substanz(en), Überempfindlichkeitsreaktionen, Interaktionen mit anderen Medikamenten. Bei den Überempfindlichkeitsreaktionen werden toxische und allergische unterschieden. Wenn sich die zu behandelnde Erkrankung, zum Beispiel Neurodermitis, unter AKM nicht bessert oder gar verschlechtert, ist an fehlende Wirkungen oder Nebenwirkungen zu denken und die Anwendung zu überprüfen. Ein Aspekt, der in diesem Zusammenhang nicht übersehen werden darf, ist der Stopp bisher verwendeter wirkstoffhaltiger Medikamente. Notwendige Therapien, zum Beispiel Asthmamedikamente, dürfen nicht einfach abgesetzt werden. Auch die AKM, speziell sei hier die Bioresonanz genannt, schafft es nicht, Allergien zu löschen, also muss ein Notfallset von Patienten mit schweren allergischen Reaktionen weiter mitgeführt werden. Wir verbieten keinem unserer Patienten AKM anzuwenden. Zu diskutieren gilt, ob die Patienten andere Hauttherapien während dieser Zeit stoppen oder fortsetzen sollen. Jeder Patient, der sich für AKM interessiert, sollte sich über zu erwartende Wirkungen, Dauer der Therapie, Nebenwirkungen, Kosten und zeitlichen Aufwand genau erkundigen.

17. Neurodermitis und Beruf

Sehen wir die Krankheitsmechanismen der Neurodermitis an, so wird klar, dass berufliche Faktoren wie Irritanzien und Allergene durchaus verschlechternde oder chronifizierende Einflüsse auf die Neurodermitis haben können. Diese Aspekte gilt es bei der Berufswahl im Jugendalter und bei der Berufsausübung zu berücksichtigen. Bei Neurodermitispatienten weist die Haut eine gestörte Barrierefunktion auf, das heisst sie ist gegenüber irritativen Einflüssen anfällig. Das begünstigt die Entstehung irritativer Handekzeme bei Neurodermitispatienten (☞ Abb. 17.1). Der irritative Typ des atopischen Handekzems ist von trockener, schuppender Haut mit kleinsten Einrissen am Handrücken, ekzematösen Veränderungen der Handgelenke und oft auch dyshidrosiformen Bläschen in den Fingerzwischenräumen sowie Einrissen (Rhagaden) an den Fingerendgliedern geprägt. Kleinste Reizungen wie Wasserkontakt genügen, um das Ekzem aufflackern zu lassen. Chronische Handekzeme sind durch Hyperkeratosen (Verdickung der Hornschicht, Schwielen), schmerzhafte Einrisse (Rhagaden) und Nagelveränderungen charakterisiert. Eine Metaanalyse, in die 26 Studien eingeschlossen wurden, zeigte deutlich, dass Neurodermitis nicht allein das Risiko ein Handekzem zu entwickeln, sondern auch das Risiko für ein berufsbedingtes Handekzem deutlich erhöht.

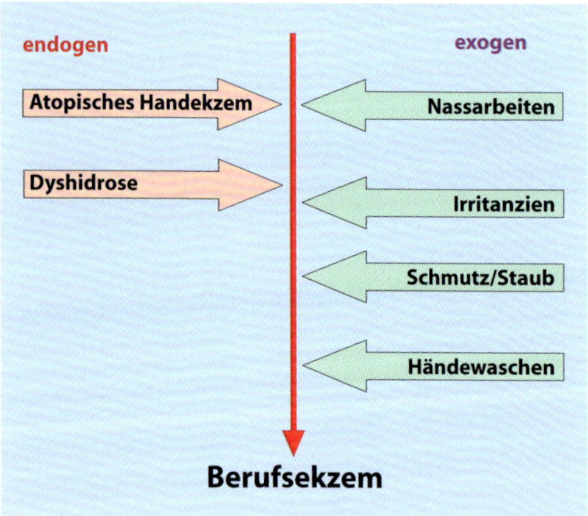

Abb. 17.1: Berufsekzem.

Die Kontaktekzeme machen über 90% der Berufserkrankungen der Haut aus. Zu den Kontaktekzemen zählen das irritative Kontaktekzem, das durch den Umgang mit irritativen Substanzen entsteht, und das allergische Kontaktekzem, das einer immunologischen Spättypreaktion entspricht. In der Praxis lassen sich atopisches, irritatives und allergisches Kontaktekzem manchmal schwer trennen und Überlagerungen sind möglich. So begünstigt das atopische Handekzem die Entstehung eines irritativen Ekzems, auf das sich ein allergisches Handekzem aufpfropfen kann. Allerdings unterscheidet sich die Rate von Kontaktsensibilisierungen bei Atopikern und Nicht-Atopikern nicht. Kontakturtikaria wird häufiger bei Atopikern beobachtet. Wiederholtes Auslösen einer Kontakturtikaria (Typ-I-Reaktionen, IgE-vermittelt) kann ebenfalls zur Ausbildung eines Handekzems führen. Bekannt sind solche Fälle einer Proteinkontaktdermatitis bei Pflegepersonal mit Latexallergie und Arbeitern im Lebensmittelbereich mit Allergien gegen Nahrungsmitteleiweisse. Doch nicht nur an den Händen manifestieren sich berufsbedingte Ekzeme. Äusserliche Einflüsse können zu Exazerbationen der Neurodermitis am gesamten Körper führen, zum Beispiel bei starker Staubbelastung, Hitzeeinwirkung oder Tierkontakt.

Was ist Patienten mit Neurodermitis zu raten? Patienten mit mässiger bis schwerer Neurodermitis mit Befall der Hände, Patienten mit chronischen Handekzemen und Patienten, die wegen eines irritativen Handekzems bereits einen Berufswechsel vollzogen haben, besitzen ein hohes Risiko ein Berufsekzem zu entwickeln. Ihnen wird abgeraten, Berufe mit Nassarbeiten oder Umgang mit Irritanzien zu ergreifen (☞ Tab. 17.1). Bei Patienten mit Neurodermitis und Patienten mit Dyshidrose (Blasen an Händen) werden persönliche Schutzmassnahmen sowie technische und organisatorische Schutzmassnahmen empfohlen, um dem Einwirken irritativer Faktoren entgegen zu wirken. In der Phase der Lehrstellen- und Berufswahl sollen Eltern und behandelnde Ärzte (Dermatologen, Pädiater, Hausärzte) den Dialog mit den betroffenen Jugendlichen suchen, um ihnen bei der Entscheidung für einen geeigneten Beruf zu helfen. Ausschlaggebend für die Berufswahl sind der bisherige Verlauf und die Schwere der Neurodermitis. Epikutantestungen mit voraussichtlichen Berufssubstanzen haben zu diesem Zeitpunkt keinen Wert.

Irritative Faktoren		Beruf	Allergene
Nässe	+ Verstärker		
+	Desinfektionsmittel	Pflegeberufe	Latex, Gummistoffe
+	Reinigungsmittel	Servicearbeiter, Reinigungskräfte	
+	Friseurstoffe	Friseure	Friseurstoffe
+	Nahrungsmittel	Köche, Küchenpersonal	Nahrungsmittel
+	Pflanzen, Tiere	Floristen, Gärtner Tierpfleger, Laborant Bäcker	Pflanzen, Pollen Tierhaare Mehle

Tab. 17.1: Risikoberufe.

Patienten mit Handekzemen müssen auf einen adäquaten Hautschutz im Beruf wie auch im persönlichen Bereich, bei Hobbies und Hausarbeiten achten. Dazu gehört die Anwendung von Hautschutzpräparaten, das Tragen geeigneter Handschuhe, eine schonende Reinigung und rückfettende Pflege der Hände. Solche Schulungen werden zum Beispiel in den Universitätskliniken angeboten. Hilfreiche Hinweise zum Hautschutz finden sich auch auf der Website 2haende.ch.

18. Adressen von Selbsthilfegruppen, Patientenschulungen, Beratungsstellen

Neurodermitisschulung für Erwachsene Patientenedukation zur Neurodermitisbehandlung

www.dermatologie.insel.ch

aha! Allergiezentrum Schweiz

www.aha.ch

Informationen zum Hautschutz

www.2haende.ch

Selbsthilfe Schweiz: Dachorganisation Kontaktstellen Selbsthilfegruppen

www.selbsthilfeschweiz.ch

Elternnetz

www.projuventute.ch/elternberatung

OpenedDermatology

www.opened-dermatology.org

Deutscher Neurodermitis Bund e.V.

www.dnb-ev.de

Bundesverband Neurodermitiskranker in Deutschland e.V.

www.neurodermitis.net

AGNES: Dachverband für Neurodermitisschulung in Deutschland

www.neurodermitisschulung.de

Das Zentrum Patientenschulung

www.zentrum-patientenschulung.de

Informationen zur Therapie

www.neurodermitistherapie.info

Internetportal zum Thema Haut

www.hautstadt.de

19. Literatur

Allgemein

1. Akdis CA, Akdis M, Bieber T, Bindslev-Jensen C, Boguniewicz M, Eigenmann P, Hamid Q, Kapp A, Leung DY, Lipozencic J, Luger TA, Muraro A, Novak N, Platts-Mills TA, Rosenwasser L, Scheynius A, Simons FE, Spergel J, Turjanmaa K, Wahn U, Weidinger S, Werfel T, Zuberbier T; European Academy of Allergology and Clinical Immunology/American Academy of Allergy, Asthma and Immunology. J Allergy Clin Immunol 2006;118: 152-69.

2. Simon D, Wollenberg A, Renz H, Simon HU. Atopic Dermatitis: Collegium Internationale Allergologicum (CIA) Update 2019. Int Arch Allergy Immunol 2019; 178:207-218.

3. Ständer S. Atopic Dermatitis. N Engl J Med. 2021 Mar 25;384(12):1136-1143.

4. Hanifin JM, Rajka G. Diagnostic features of atopic dermatitis. Acta Derm Venereol (Stockh) 1980;92:S44-7.

5. Reitamo S, Luger TA, Steinhoff M (eds.). Textbook of atopic dermatitis. Informa healthcare London 2008.

6. Ring J, Przybilla B, Ruzicka T (eds.): Handbook of atopic dermatitis. 2nd edition. Springer-Verlag Berlin, Heidelberg New York 2006.

7. Wollenberg A, Barbarot S, Bieber T, Christen-Zaech S, Deleuran M, Fink-Wagner A, Gieler U, Girolomoni G, Lau S, Muraro A, Czarnecka-Operacz M, Schäfer T, Schmid-Grendelmeier P, Simon D, Szalai Z, Szepietowski JC, Taïeb A, Torrelo A, Werfel T, Ring J; European Dermatology Forum (EDF), the European Academy of Dermatology and Venereology (EADV), the European Academy of Allergy and Clinical Immunology (EAACI), the European Task Force on Atopic Dermatitis (ETFAD), European Federation of Allergy and Airways Diseases Patients' Associations (EFA), the European Society for Dermatology and Psychiatry (ESDaP), the European Society of Pediatric Dermatology (ESPD), Global Allergy and Asthma European Network (GA2LEN) and the European Union of Medical Specialists (UEMS). Consensus-based European guidelines for treatment of atopic eczema (atopic dermatitis) in adults and children: part I. J Eur Acad Dermatol Venereol. 2018 May;32(5): 657-682.

8. Wollenberg A, Barbarot S, Bieber T, Christen-Zaech S, Deleuran M, Fink-Wagner A, Gieler U, Girolomoni G, Lau S, Muraro A, Czarnecka-Operacz M, Schäfer T, Schmid-Grendelmeier P, Simon D, Szalai Z, Szepietowski JC, Taïeb A, Torrelo A, Werfel T, Ring J; European Dermatology Forum (EDF), the European Academy of Dermatology and Venereology (EADV), the European Academy of Allergy and Clinical Immunology (EAACI), the European Task Force on Atopic Dermatitis (ETFAD), European Federation of Allergy and Airways Diseases Patients' Associations (EFA), the European Society for Dermatology and Psychiatry (ESDaP), the European Society of Pediatric Dermatology (ESPD), Global Allergy and Asthma European Network (GA2LEN) and the European Union of Medical Specialists (UEMS). Consensus-based European guidelines for treatment of atopic eczema (atopic dermatitis) in adults and children: part II. J Eur Acad Dermatol Venereol. 2018 Jun;32(6): 850-878.

9. Vestergaard C, Wollenberg A, Barbarot S, Christen-Zaech S, Deleuran M, Spuls P, Flohr C, Trzeciak M, von Kobyletzki L, Seneschal J, Paul C, Bieber T, Werfel T, Fölster-Holst R, Darsow U, Gieler U, Svensson Å, Cork M, Stalder JF, De Raeve L, Kunz B, Simon D, Chernyshov P, Hijnen D, Gelmetti C, Ring J, Taieb A, de Bruin-Weller M, Thyssen JP. European task force on atopic dermatitis position paper: treatment of parental atopic dermatitis during preconception, pregnancy and lactation period. J Eur Acad Dermatol Venereol. 2019 Sep;33(9):1644-1659.

10. Thyssen JP, Vestergaard C, Deleuran M, de Bruin-Weller MS, Bieber T, Taieb A, Seneschal J, Cork MJ, Paul C, Flohr C, Weidinger S, Trzeciak M, Werfel T, Heratizadeh A, Barbarot S, Darsow U, Simon D, Torrelo A, Chernyshov PV, Stalder JF, Gelmetti C, Szalai Z, Svensson Å, von Kobyletzki LB, De Raeve L, Fölster-Holst R, Cristen-Zaech S, Hijnen D, Gieler U, Ring J, Wollenberg A. European Task Force on Atopic Dermatitis (ETFAD): treatment targets and treatable traits in atopic dermatitis. J Eur Acad Dermatol Venereol. 2020 Dec;34(12):e839-e842.

Speziell

Kapitel 2.

Diepgen TL, Fartasch M, Hornstein OP. Kriterien zur Beurteilung der atopischen Hautdiathese. Dermatosen 1991;39:79-83.

Diepgen TL, Sauerbrei W, Fartasch M. Development and validation of diagnostic scores for atopic dermatitis incorporating criteria of data quality and practical usefulness. J Clin Epidemiol 1996;49:1031-8.

Svejgaard E, Faergeman J, Jemec G, Kieffer M, Ottevanger V. Recent investigations on the relationship between fungal skin diseases and atopic dermatitis. Acta Derm Venereol Suppl (Stockh). 1989;144:140-2.

Kapitel 4.

Brown SJ, McLean WH. Eczema genetics: current state of knowledge and future goals. J Invest Dermatol. 2009; 129:543-52.

Cork MJ, Danby SG, Vasilopoulos Y, Hadgraft J, Lane ME, Moustafa M, Guy RH, Macgowan AL, Tazi-Ahnini R, Ward SJ. Epidermal Barrier Dysfunction in Atopic Dermatitis. J Invest Dermatol. 2009;129:1892-908.

Gittler JK, Shemer A, Suárez-Fariñas M, Fuentes-Duculan J, Gulewicz KJ, Wang CQ, Mitsui H, Cardinale I, de Guzman Strong C, Krueger JG, Guttman-Yassky E. Progressive activation of T(H)2/T(H)22 cytokines and selective epidermal proteins characterizes acute and chronic atopic dermatitis. J Allergy Clin Immunol 2012;130:1344-54.

Novak N. New insights into the mechanism and management of allergic diseases: atopic dermatitis. Allergy 2009; 64:265-275.

O'Regan GM, Sandiland A, McLean WHI, Irvine AD. Filaggrin in atopic dermatitis. J Allergy Clin Immunology 2008;122:689-693.

Steinke JW, Rich SS, Borish L. Genetics of allergic disease. J Allergy Clin Immunol. 2008;121:S384-7

Vercelli D. Advances in asthma and allergy genetics in 2007. J Allergy Clin Immunol. 2008;122:267-71.

Wilsmann-Theis D. Hagemann T, Jordan J, Bieber T, Novak N. Facing psoriasis and atopic dermatitis: are there more similarities or more differences? Eur J Dermatol 2008;18:172-80.

Kapitel 5.

Ravn NH, Ahmadzay ZF, Christensen TA, Larsen HHP, Loft N, Rævdal P, Heegaard S, Kolko M, Egeberg A, Silverberg JI, Halling AS, Thyssen JP. Bidirectional association between atopic dermatitis, conjunctivitis, and other ocular surface diseases: A systematic review and meta-analysis. J Am Acad Dermatol. 2020 Nov 27:S0190-9622 (20)33077-2.

Rønnstad ATM, Halling-Overgaard AS, Hamann CR, Skov L, Egeberg A, Thyssen JP. Association of atopic dermatitis with depression, anxiety, and suicidal ideation in children and adults: A systematic review and meta-analysis. J Am Acad Dermatol. 2018 Sep;79(3):448-456.e30.

Schultz Larsen F, Hanifin JM. Secular change in the occurrance rate of atopic dermatitis. Acta derm Venerol (Stockh.) 1992;176:S7-12.

Wüthrich B, Schmid-Grendelmeier P. The atopic eczema/dermatitis syndrome. Epidemiology, natural course, and immunology of the IgE-associated ("extrinsic") and the nonallergic ("intrinsic") AEDS. J Investig Allergol Clin Immunol. 2003;13:1-5.

Kapitel 6.

AWMF-Leitlinien: Nahrungsmittelallergien durch immunologische Kreuzreaktionen. Allergo Journal 2005; 14:48-59

Arndt J, N Smith et al. Stress and atopic dermatitis. Curr Allergy Asthma Rep 2008;8(4): 312-7.

Bachert C, Vignola AM, Gevaert P, Leynaert B, Van Cauwenberge P, Bousquet J. Allergic rhinitis, rhinosinusitis, and asthma: one airway disease. Immunol Allergy Clin North Am 2004;24:19-43.

Dieris-Hirche J, Gieler, U, Kupfer J, Milch WE. Suicidal ideation, anxiety an depression id adult patients with atopic dermatitis. Der Hautarzt 2009; 60:641-6.

Furuta GT, Liacouras CA, Collins MH, Gupta SK, Justinich C, Putnam PE, Bonis P, Hassall E, Straumann A, Rothenberg ME; First International Gastrointestinal Eosinophil Research Symposium (FIGERS) Subcommittees. Eosinophilic esophagitis in children and adults: a systematic review and consensus recommendations for diagnosis and treatment. Gastroenterology 2007;133: 1342-63.

Hashizume H, Takigawa M. Anxiety in allergy and atopic dermatitis. Curr Opin Allergy Clin Immunol 2006; 6:335-9.

Kodama A, T Horikawa et al. Effect of stress on atopic dermatitis: investigation in patients after the great hanshin earthquake. J Allergy Clin Immunol 1999;104(1): 173-6.

Lindner M, Schröter S, Friederich HC, Tagay S. Trauma und psychische Belastung bei dermatologischen Patienten. Der Hautarzt 2015; 66(12):933-9.

Mavrogiorgou P, Juckel G Dermatologische Erkrankungen und ihre Bedeutung für die Psychiatrie. Nervenarzt 2017; 88: 254-67.

Mina S, Jabeen M, Singh S, Verma R. Gender differences in depression and anxiety among atopic dermatitis patients. Indian J Dermatol 2015; 60:211-9.

Niemeier V, Stangier U, Gieler U. Hauterkrankungen. Psychologische Grundlagen und Behandlung.Göttingen, Hogrefe. 2009

Seikowski K, Taube KM. Einführung Psychodermatologie. München, Ernst Reinhardt Verlag. 2015

Stangier U. Hautkrankheiten und Körperdysmorphe Störung. Göttingen, Hogrefe. 2002

Werfel T, Erdmann S, Fuchs T, Henzgen M, Kleine-Tebbe J, Lepp U, Niggemann B, Raithel M, Reese I, Saloga J, Vieths S, Zuberbier T; German Society of Allergology and Clinical Immunology (DGAKI); Medical Association of German Allergologists (ADA); German Society of Pediatric Allergology. Approach to suspected food allergy in atopic dermatitis. Guideline of the Task Force on Food Allergy of the German Society of Allergology and Clinical Immunology (DGAKI) and the Medical Association of German Allergologists (ADA) and the German Society of Pediatric Allergology (GPA). J Dtsch Dermatol Ges 2009;7:265-71.

Kapitel 7.

Hijnen D, De Bruin-Weller M, Oosting B, Lebre C, De Jong E, Bruijnzeel-Koomen C, Knol E. Serum thymus and activation-regulated chemokine (TARC) and cutaneous T cell- attracting chemokine (CTACK) levels in allergic diseases: TARC and CTACK are disease-specific markers for atopic dermatitis. J Allergy Clin Immunol 2004;113:334-40.

Kapitel 8.

Arndt J, Smith N, Tausk F. Stress and atopic dermatitis. Curr Allergy Asthma Rep 2008;8:312-7.

Furue M, Yamamura K, Kido-Nakahara M, Nakahara T, Fukui Y. Emerging role of interleukin-31 and interleukin-31 receptor in pruritus in atopic dermatitis. Allergy. 2018;73(1):29-36.

Ständer S, Weisshaar E, Luger TA. Neurophysiological and neurochemical basis of modern pruritus treatment. Exp Dermatol 2008;16:161-169.

Kapitel 9.

Gieler U, V Niemeier et al. Psychosomatik in der Dermatologie. Hautarzt 2008;59: 415-32.

Lewis-Jones S. Quality of life and childhood atopic dermatitis: the misery of living with childhood eczema. Int J Clin Pract 2006;60:984-92.

Müller K, Karrer S, Apfelbacher C, Blome C, Berneburg M, Koller M. Lebenqualität in der Dermatologie. Der Hautarzt. 2015; 66(4):287-98.

Schnopp C, Mempel M. Atopisches Ekzem bei Kindern. 2015; 66(4):245-51.

Senra MS, Wollenberg A. Psychodermatological aspects of atopic dermatitis. Br J Dermatol 2014;1:38-43.

Kapitel 10.

Lübbe J. Evidence-based corneotherapy. Dermatology. 2000;200:285-86.

O'Regan GM, Sandilands A, McLean WH, Irvine AD. Filaggrin in atopic dermatitis. J Allergy Clin Immunol. 2009;124(3 Suppl 2):R2-6.

Elias PM. The stratum corneum revisited. J Dermatol. 1996;23(11):756-8.

Horrobin DF. Essential fatty acid metabolism and its modification in atopic eczema. Am J Clin Nutr. 2000; 71(1 Suppl):367S-72S.

Kezic S, Kemperman PM, Koster ES, de Jongh CM, Thio HB, Campbell LE, et al. Loss-of-function mutations in the filaggrin gene lead to reduced level of natural moisturizing factor in the stratum corneum. J Invest Dermatol. 2008;128(8):2117-9.

Long CC, Finlay AY. The finger-tip unit – a new practical measure. Clin Exp Dermatol. 1991;16(6):444-7.

Berth-Jones J, Damstra RJ, Golsch S, Livden JK, Van Hooteghem O, Allegra F, et al. Twice weekly fluticasone propionate added to emollient maintenance treatment to reduce risk of relapse in atopic dermatitis: randomised, double blind, parallel group study. BMJ. 2003; 326(7403):1367.

Rapaport MJ, Rapaport V. Eyelid dermatitis to red face syndrome to cure: clinical experience in 100 cases. J Am Acad Dermatol. 1999;41(3 Pt 1):435-42.

Kao JS, Fluhr JW, Man MQ, Fowler AJ, Hachem JP, Crumrine D, et al. Short-term glucocorticoid treatment compromises both permeability barrier homeostasis and stratum corneum integrity: inhibition of epidermal lipid synthesis accounts for functional abnormalities. J Invest Dermatol. 2003;120(3):456-64.

Thestrup-Pedersen C. Treatment principles of atopic dermatitis. JEADV. 2002;16:1-9.

Charman CR, Morris AD, Williams HC. Topical corticosteroid phobia in patients with atopic eczema. Br J Dermatol. 2000;142(5):931-6.

Lübbe J. Topische Kalzineurininhibitoren (Protopic und Elidel). Die black-box-Warnung: Hintergrund und Konsequenzen. Schweiz Ärztezeitung. 2006;87(21):948-51.

Sigurgeirsson B, Boznanski A, Todd G, Vertruyen A, Schuttelaar ML, Zhu X, Schauer U, Qaqundah P, Poulin Y, Kristjansson S, von Berg A, Nieto A, Boguniewicz M, Paller AS, Dakovic R, Ring J, Luger T.Safety and efficacy of pimecrolimus in atopic dermatitis: a 5-year randomized trial. Pediatrics. 2015 Apr;135(4):597-606.

Siegfried EC, Jaworski JC, Hebert AA. Topical calcineurin inhibitors and lymphoma risk: evidence update with implications for daily practice. Am J Clin Dermatol 2013;14:163-78.

Sigurgeirsson B, Boznanski A, Todd G, Vertruyen A, Schuttelaar ML, Zhu X, Schauer U, Qaqundah P, Poulin Y, Kristjansson S, von Berg A, Nieto A, Boguniewicz M, Paller AS, Dakovic R, Ring J, Luger T.Safety and efficacy of pimecrolimus in atopic dermatitis: a 5-year randomized trial. Pediatrics. 2015 Apr;135(4):597-606.

Wollenberg A, Reitamo S, Girolomoni G, Lahfa M, Ruzicka T, Healy E, et al. Proactive treatment of atopic dermatitis in adults with 0.1% tacrolimus ointment. Allergy. 2008;63(7):742-50.

Lubbe J. [Practice experience with topical calcineurin inhibitors]. Hautarzt. 2003;54(5):432-9.

Stander S, Stander H, Seeliger S, Luger TA, Steinhoff M. Topical pimecrolimus and tacrolimus transiently induce neuropeptide release and mast cell degranulation in murine skin. Br J Dermatol. 2007;156(5):1020-6.

Milingou M, Antille C, Sorg O, Saurat JH, Lubbe J.Alcohol intolerance and facial flushing in patients treated with topical tacrolimus. Arch Dermatol. 2004; 140(12):1542-4.

Calza AM, Lubbe J. Tacrolimus ointment-associated alcohol intolerance in infants receiving ethanol-containing medication. Br J Dermatol. 2005;152(3):569.

Wetzel S, Wollenberg A. Eczema molluscatum in tacrolimus treated atopic dermatitis. Eur J Dermatol. 2004; 14(1):73-4.

Lubbe J, Sanchez-Politta S, Tschanz C, Saurat JH. Adults with atopic dermatitis and herpes simplex and topical therapy with tacrolimus: what kind of prevention? Arch Dermatol. 2003;139(5):670-1.

Paller AS, Eichenfield LF, Kirsner RS, Shull T, Jaracz E, Simpson EL. Three times weekly tacrolimus ointment reduces relapse in stabilized atopic dermatitis: a new paradigm for use. Pediatrics. 2008;122(6):e1210-8.

Thaci D, Reitamo S, Gonzalez Ensenat MA, Moss C, Boccaletti V, Cainelli T, et al. Proactive disease management with 0.03% tacrolimus ointment for children with atopic dermatitis: results of a randomized, multicentre, comparative study. Br J Dermatol. 2008;159(6):1348-56.

McCollum AD, Paik A, Eichenfield LF. The safety and efficacy of tacrolimus ointment in pediatric patients with atopic dermatitis. Pediatr Dermatol 2010;27:425-36.

Schnuch A, Gefeller O, Uter W. [A common and insidious side-effect: allergic contact dermatitis caused by bufexamac used in the treatment of dermatitis. Results from the Information Network of Departments of Dermatology (IDVK)]. Deutsche medizinische Wochenschrift (1946). 2005;130(50):2881-6.

Paller AS, Tom WL, Lebwohl MG, Blumenthal RL, Boguniewicz M, Call RS, Eichenfield LF, Forsha DW, Rees WC, Simpson EL, Spellman MC, Stein Gold LF, Zaenglein AL, Hughes MH, Zane LT, Hebert AA. Efficacy and safety of crisaborole ointment, a novel, nonsteroidal phosphodiesterase 4 (PDE4) inhibitor for the topical treatment of atopic dermatitis (AD) in children and adults. J Am Acad Dermatol. 2016 Sep;75(3):494-503

Heil PM, Maurer D, Klein B, Hultsch T, Stingl G. Omalizumab therapy in atopic dermatitis: depletion of IgE does not improve the clinical course - a randomized, placebo-controlled and double blind pilot study. J Dtsch Dermatol Ges 2010;8:990-8

Iyengar SR, Hoyte EG, Loza A, Bonaccorso S, Chiang D, Umetsu DT, Nadeau KC. Immunologic effects of omalizumab in children with severe refractory atopic dermatitis: a randomized, placebo-controlled clinical trial. Int Arch Allergy Immunol 2013;162:89-93.

Beck LA, Thaçi D, Hamilton JD, Graham NM, Bieber T, Rocklin R, Ming JE, Ren H, Kao R, Simpson E, Ardeleanu M, Weinstein SP, Pirozzi G, Guttman-Yassky E, Suárez-Fariñas M, Hager MD, Stahl N, Yancopoulos GD, Radin AR. Dupilumab treatment in adults with moderate-to-severe atopic dermatitis. N Engl J Med. 2014 Jul 10;371(2):130-9.

Simpson EL, Gadkari A, Worm M, Soong W, Blauvelt A, Eckert L, Wu R, Ardeleanu M, Graham NMH, Pirozzi G, Sutherland ER, Mastey V.Dupilumab therapy provides clinically meaningful improvement in patient-reported outcomes (PROs): A phase IIb, randomized, placebo-controlled, clinical trial in adult patients with moderate to severe atopic dermatitis (AD). J Am Acad Dermatol. 2016 Sep;75(3):506-515.

Blauvelt A, de Bruin-Weller M, Gooderham M, Cather JC, Weisman J, Pariser D, Simpson EL, Papp KA, Hong HC, Rubel D, Foley P, Prens E, Griffiths CEM, Etoh T, Pinto PH, Pujol RM, Szepietowski JC, Ettler K, Kemény L, Zhu X, Akinlade B, Hultsch T, Mastey V, Gadkari A, Eckert L, Amin N, Graham NMH, Pirozzi G, Stahl N, Yancopoulos GD, Shumel B. Long-term management of moderate-to-severe atopic dermatitis with dupilumab and concomitant topical corticosteroids (LIBERTY AD CHRONOS): a 1-year, randomised, double-blinded, placebo-controlled, phase 3 trial. Lancet. Lancet. 2017 Jun 10;389(10086):2287-2303.

Rohner MH, Thormann K, Cazzaniga S, Yousefi S, Simon HU, Schlapbach C, Simon D. Dupilumab reduces inflammation and restores the skin barrier in patients with atopic dermatitis. Allergy. 2021 Apr;76(4):1268-1270.

Simpson EL, Lacour JP, Spelman L, Galimberti R, Eichenfield LF, Bissonnette R, King BA, Thyssen JP, Silverberg JI, Bieber T, Kabashima K, Tsunemi Y, Costanzo A, Guttman-Yassky E, Beck LA, Janes JM, DeLozier AM, Gamalo M, Brinker DR, Cardillo T, Nunes FP, Paller AS, Wollenberg A, Reich K. Baricitinib in patients with moderate-to-severe atopic dermatitis and inadequate response to topical corticosteroids: results from two randomized monotherapy phase III trials. Br J Dermatol. 2020 Aug;183(2):242-255.

Guttman-Yassky E, Thaçi D, Pangan AL, Hong HC, Papp KA, Reich K, Beck LA, Mohamed MF, Othman AA, Anderson JK, Gu Y, Teixeira HD, Silverberg JI. Upadacitinib in adults with moderate to severe atopic dermatitis: 16-week results from a randomized, placebo-controlled trial. J Allergy Clin Immunol. 2020 Mar;145(3):877-884.

Silverberg JI, Simpson EL, Thyssen JP, Gooderham M, Chan G, Feeney C, Biswas P, Valdez H, DiBonaventura M, Nduaka C, Rojo R. Efficacy and Safety of Abrocitinib in Patients With Moderate-to-Severe Atopic Dermatitis: A Randomized Clinical Trial. JAMA Dermatol. 2020 Aug 1;156(8):863-873.

Wollenberg A, Blauvelt A, Guttman-Yassky E, Worm M, Lynde C, Lacour JP, Spelman L, Katoh N, Saeki H, Poulin Y, Lesiak A, Kircik L, Cho SH, Herranz P, Cork MJ, Peris

K, Steffensen LA, Bang B, Kuznetsova A, Jensen TN, Østerdal ML, Simpson EL; ECZTRA 1 and ECZTRA 2 study investigators. Tralokinumab for moderate-to-severe atopic dermatitis: results from two 52-week, randomized, double-blind, multicentre, placebo-controlled phase III trials (ECZTRA 1 and ECZTRA 2). Br J Dermatol. 2021 Mar;184(3):437-449.

Silverberg JI, Toth D, Bieber T, Alexis AF, Elewski BE, Pink AE, Hijnen D, Jensen TN, Bang B, Olsen CK, Kurbasic A, Weidinger S; ECZTRA 3 study investigators. Tralokinumab plus topical corticosteroids for the treatment of moderate-to-severe atopic dermatitis: results from the double-blind, randomized, multicentre, placebo-controlled phase III ECZTRA 3 trial. Br J Dermatol. 2021 Mar;184(3):450-463.

Simpson EL, Flohr C, Eichenfield LF, Bieber T, Sofen H, Taïeb A, Owen R, Putnam W, Castro M, DeBusk K, Lin CY, Voulgari A, Yen K, Omachi TA. Efficacy and safety of lebrikizumab (an anti-IL-13 monoclonal antibody) in adults with moderate-to-severe atopic dermatitis inadequately controlled by topical corticosteroids: A randomized, placebo-controlled phase II trial (TREBLE). J Am Acad Dermatol. 2018 May;78(5):863-871.e11.

Guttman-Yassky E, Blauvelt A, Eichenfield LF, Paller AS, Armstrong AW, Drew J, Gopalan R, Simpson EL. Efficacy and Safety of Lebrikizumab, a High-Affinity Interleukin 13 Inhibitor, in Adults With Moderate to Severe Atopic Dermatitis: A Phase 2b Randomized Clinical Trial. JAMA Dermatol. 2020 Apr 1;156(4):411-420.

Simpson EL, Parnes JR, She D, Crouch S, Rees W, Mo M, van der Merwe R. Tezepelumab, an anti-thymic stromal lymphopoietin monoclonal antibody, in the treatment of moderate to severe atopic dermatitis: A randomized phase 2a clinical trial. J Am Acad Dermatol. 2019 Apr; 80(4):1013-1021.

Chen YL, Gutowska-Owsiak D, Hardman CS, Westmoreland M, MacKenzie T, Cifuentes L, Waithe D, Lloyd-Lavery A, Marquette A, Londei M, Ogg G. Proof-of-concept clinical trial of etokimab shows a key role for IL-33 in atopic dermatitis pathogenesis. Sci Transl Med. 2019 Oct 23;11(515):eaax2945.

Ruzicka T, Hanifin JM, Furue M, Pulka G, Mlynarczyk I, Wollenberg A, Galus R, Etoh T, Mihara R, Yoshida H, Stewart J, Kabashima K; XCIMA Study Group. Anti-Interleukin-31 Receptor A Antibody for Atopic Dermatitis. N Engl J Med. 2017 Mar 2;376(9):826-835.

Lever R, Hadley K, Downey D, Mackie R. Staphylococcal colonization in atopic dermatitis and the effect of topical mupirocin therapy. Br J Dermatol. 1988;119:189-98.

Pournaras CC, Lübbe J, Saurat J-H. Staphylococcal colonization in atopic dermatitis treatment with topical tacrolimus (Fk506). J Invest Dermatol. 2001;116:480-1.

Stalder J, Fleury M, Sourisse M. Local steroid therapy and bacterial skin flora in atopic dermatitis. Br J Dermatol. 1994;131:536-40.

Kapitel 11.

Nemoto O, Furue M, Nakagawa H, Shiramoto M, Hanada R, Matsuki S, Imayama S, Kato M, Hasebe I, Taira K, Yamamoto M, Mihara R, Kabashima K, Ruzicka T, Hanifin J, Kumagai Y. The first trial of CIM331, a humanized antihuman interleukin-31 receptor A antibody, in healthy volunteers and patients with atopic dermatitis to evaluate safety, tolerability and pharmacokinetics of a single dose in a randomized, double-blind, placebo-controlled study. Br J Dermatol. 2016 Feb;174(2):296-304.

Kapitel 12.

Bussmann C, Maintz L, Hart J, Allam JP, Vrtala S, Chen KW, Bieber T, Thomas WR, Valenta R, Zuberbier T, Sager A, Novak N. Clinical improvement and immunological changes in atopic dermatitis patients undergoing subcutaneous immunotherapy with a house dust mite allergoid: a pilot study. Clin Exp Allergy 2007;37:1277-85.

Cadario G, Galluccio AG, Pezza M, Appino A, Milani M, Pecora S, Mastrandrea F. Sublingual immunotherapy efficacy in patients with atopic dermatitis and house dust mites sensitivity: a prospective pilot study. Curr Med Res Opin 2007;23:2503-6.

Werfel T, Breuer K, Ruéff F, Przybilla B, Worm M, Grewe M, Ruzicka T, Brehler R, Wolf H, Schnitker J, Kapp A. Usefulness of specific immunotherapy in patients with atopic dermatitis and allergic sensitization to house dust mites: a multi-centre, randomized, dose-response study. Allergy 2006;61:202-5.

Kapitel 13.

Lee J, Seto D, Bielory L. Meta-analysis of clinical trials of probiotics for prevention and treatment of pediatric atopic dermatitis. J Allergy Clin Immunol 2008;121:116-121.

Eigenmann PA. Evidence of preventive effect of probiotics and prebiotics for infantile eczema. Curr Opin Allergy Clin Immunol 2013;13:426-431.

Amalia N, Orchard D, Francis KL, King E. Systematic review and meta-analysis on the use of probiotic supplementation in pregnant mother, breastfeeding mother and infant for the prevention of atopic dermatitis in children. Australas J Dermatol. 2020 May;61(2):e158-e173.

Kapitel 14.

Du Toit G, Roberts G, Sayre PH, Bahnson HT, Radulovic S, Santos AF, Brough HA, Phippard D, Basting M, Feeney M, Turcanu V, Sever ML, Gomez Lorenzo M, Plaut M, Lack G; LEAP Study Team. Randomized trial of peanut consumption in infants at risk for peanut allergy. N Engl J Med. 2015 Feb 26;372(9):803-13.

Kapitel 15.

Chida Y, A Steptoe et al. The effects of psychological intervention on atopic dermatitis. A systematic review and meta-analysis. Int Arch Allergy Immunol 2007;144: 1-9.

Dieris-Hirche J, Kupfer WE, Leweke F, Gieler U. Atopic dermatitis attachment and partnership: a psychodermatological case conrol-study of adult patients. Acta Derm Venerol. 2012; 92:462-6.

Dorst J, Seikowski K. Skin, bonding and partnership i atopic dermatitis and psoriasis. Der Hautarzt 2012; 63: 214-20.

Ehlers A, U Stangier et al. Treatment of atopic dermatitis: a comparison of psychological and dermatological approaches to relapse prevention. J Consult Clin Psychol 1995;63:624-35.

Gieler U, V Niemeier et al. Psychosomatik in der Dermatologie. Hautarzt 2008;59(5):415-32.

Harth W, U Gieler. Psychosomatische Dermatologie. Berlin, Heidelberg, New York, Tokyo, Springer. 2006

Horing CM. Neurodermitis: Psychosomatische und psychotherapeutische Behandlung. Hautarzt 2008;59(4): 308-13.

Köhn FM, Schuppe HC, Beier KM. Dermatologische Erkrankungen und Sexualität. Der Hautarzt 2015; 66(12): 907-912.

Stangier U. Hautkrankheiten und Körperdysmorphe Störung. Göttingen, Hogrefe. 2002

Stangier U, U Gieler et al. Neurodermitis bewältigen. Berlin, Springer. 1996

Kapitel 17.

Ruff SMD, Engebretsen KA, Zachariae C, Johansen JD, Silverberg JI, Egeberg A, Thyssen JP. The association between atopic dermatitis and hand eczema: a systematic review and meta-analysis. Br J Dermatol. 2018 Apr;178(4): 879-888.

Index

L

M

N

O

P

R

S

T

U

V

W

X